Voorlichting en advies in de apotheek

Voorlichting en advies in de apotheek

M. Dettingmeijer

Bohn Stafleu van Loghum
Houten 2007

Bohn Stafleu van Loghum, 2007

Alle rechten voorbehouden. Niets uit deze uitgave mag worden verveelvoudigd, opgeslagen in een geautomatiseerd gegevensbestand, of openbaar gemaakt, in enige vorm of op enige wijze, hetzij elektronisch, mechanisch, door fotokopieën of opnamen, hetzij op enige andere manier, zonder voorafgaande schriftelijke toestemming van de uitgever.

Voor zover het maken van kopieën uit deze uitgave is toegestaan op grond van artikel 16b Auteurswet 1912 j° het Besluit van 20 juni 1974, Stb. 351, zoals gewijzigd bij het Besluit van 23 augustus 1985, Stb. 471 en artikel 17 Auteurswet 1912, dient men de daarvoor wettelijk verschuldigde vergoedingen te voldoen aan de Stichting Reprorecht (Postbus 3051, 2130 KB Hoofddorp). Voor het overnemen van (een) gedeelte(n) uit deze uitgave in bloemlezingen, readers en andere compilatiewerken (artikel 16 Auteurswet 1912) dient men zich tot de uitgever te wenden.

Samensteller(s) en uitgever zijn zich volledig bewust van hun taak een betrouwbare uitgave te verzorgen. Niettemin kunnen zij geen aansprakelijkheid aanvaarden voor drukfouten en andere onjuistheden die eventueel in deze uitgave voorkomen.

ISBN 978 90 313 4864 0
NUR 891

Ontwerp omslag: Mariël Lam, Woerden
Ontwerp binnenwerk: Studio Bassa, Culemborg
Automatische opmaak: Alfabase, Alphen aan den Rijn
Cartoons: Bert van Gorkum, Arnhem

Basiswerk AG staat onder redactie van:
H. Elling (AA)
J. van Amerongen (DA)
A. Reiffers (DA)

Bohn Stafleu van Loghum
Het Spoor 2
Postbus 246
3990 GA Houten

www.bsl.nl

Distributeur in België:
Standaard Uitgeverij
Mechelsesteenweg 203
2018 Antwerpen

www.standaarduitgeverij.be

Inhoud

	Voorwoord	7
1	**Goede voorlichting is vanzelfsprekend**	9
1.1	Inleiding	9
1.2	Voorlichting is doelgericht	9
1.3	Wanneer heeft voorlichting effect?	11
2	**Farmaceutische patiëntenzorg en therapietrouw**	17
2.1	Farmaceutische patiëntenzorg	17
2.2	Therapieontrouw	18
2.3	Redenen of oorzaken voor therapieontrouw	19
2.4	Gevolgen van therapieontrouw	20
2.5	Therapietrouw en de rol van voorlichting	20
2.6	Samenvatting	22
3	**Mondelinge voorlichting**	24
3.1	Communicatie	24
3.2	Verbale en non-verbale communicatie	26
3.3	Mondelinge voorlichting	27
3.4	Functies van mondelinge voorlichting	30
3.5	Voorlichtingsstappen bij mondelinge voorlichting	33
4	**Mondelinge voorlichting en advies**	36
4.1	Inleiding	36
4.2	Voorlichting bij eerste en tweede uitgifte	37
4.2.1	Voorlichting bij eerste uitgifte	37
4.2.2	Voorlichting bij tweede uitgifte	39
4.3	Het adviesgesprek	40
4.3.1	Advies bij zelfzorg	40
4.3.2	Advies bij geneesmiddelengebruik	42
4.4	Het slechtnieuwsgesprek	42

4.5	Klachtafhandeling	43
4.6	Het telefoongesprek	44
4.7	Wat als de patiënt geen informatie wil?	45
5	**Schriftelijke voorlichting**	**46**
5.1	Inleiding	46
5.2	Schriftelijke voorlichting; kenmerken en beperkingen	47
5.3	Schriftelijk voorlichtingsmateriaal	49
5.4	Selecteren van folders	53
5.5	Voorlichtingsstappen bij schriftelijke voorlichting	55
5.6	Het gebruik van folders in de praktijk	58
5.7	Samenvatting	59
6	**Andere vormen van voorlichting: audiovisueel en internet**	**60**
6.1	Audiovisuele voorlichting	60
6.2	Internet	60
7	**'De patiënt' bestaat niet**	**63**
7.1	Inleiding	63
7.2	Ouderen	64
7.3	Chronisch zieken	67
7.4	Allochtone patiënten	69
7.5	Kinderen	74
7.6	Zwangere vrouwen en vrouwen met een kinderwens	79
7.7	Patiënten van buitenlandse afkomst	83
7.8	Samenvatting	83
	Woordenlijst	**85**
	Register	**86**

Voorwoord

Voorlichting en advies in de apotheek is geschreven voor leerling-apothekersassistenten. Het uitgangspunt is dat voorlichting en advies een belangrijke rol spelen in het werk van apothekersassistenten. Goede voorlichting en begeleiding is een van de pijlers van een verantwoord geneesmiddelgebruik en een belangrijke voorwaarde voor therapietrouw.

Aan voorlichting en advies worden hoge eisen gesteld. Voorlichting heeft naast een inhoudelijk deel – de informatie moet juist zijn –, ook een belangrijke communicatieve component. Leerling-apothekersassistenten leren om de juiste informatie op de juiste manier en op het juiste moment over te brengen.

In dit boek wordt aan de hand van het (bewerkte) model van informatieverwerking gewerkt: de voorlichtingspijl (ontwikkeld door Stichting O&O). De verschillende vormen van voorlichting en diverse gespreksvormen komen aan bod. Daarnaast wordt ingegaan op verschillende patiëntengroepen: ouderen, chronisch zieken, allochtonen, kinderen, zwangere vrouwen, vrouwen met een kinderwens en buitenlandse patiënten.

De theoretische basis voor het geven van voorlichting en advies uit dit boek beoogt leerlingen enthousiast te maken voor dit belangrijke onderdeel van hun werk. Training is nodig om het geleerde in de praktijk te brengen. Alleen dan zijn apothekersassistenten goed voorbereid op hun voorlichtingstaak in de praktijk.

Ter ondersteuning van het individuele leerproces zijn bij dit boek diagnostische vragen en antwoorden ontwikkeld. Bovendien is een docentenhandleiding beschikbaar waarin uitleg wordt gegeven bij de kerntaken en competenties die in dit boek centraal staan. De lezer kan deze – en nog meer – aanvullende informatie vinden op 'AG context', het digitale leerplatform dat deze boekenserie ondersteunt: www.agcontext.nl.

Maudy Dettingmeijer
Bilthoven, februari 2007

1 Goede voorlichting is vanzelfsprekend

leerdoelen Aan het eind van dit hoofdstuk kun je:
- doelen van voorlichting formuleren en daarvan voorbeelden geven;
- kenmerken van effectieve voorlichting noemen;
- aangeven welke plaats voorlichting en advies inneemt in het beroep van apothekersassistent;
- voorbeelden van voorlichting noemen uit de eigen beroepspraktijk.

1.1 Inleiding

Iedereen die informatie zoekt over gezondheid of ziekte kan terecht bij diverse bronnen: de bibliotheek, televisie of internet. Het feit dat deze informatiebronnen op grote schaal worden geraadpleegd, laat zien dat de behoefte aan informatie groot is. Mensen zijn mondig en willen goede informatie. Deze informatie stelt hen in staat mee te denken en mee te beslissen over hun gezondheid.

In dit hoofdstuk gaan we kort in op de belangrijkste kenmerken en doelen van voorlichting. Vervolgens komt het verband tussen goede voorlichting en therapietrouw aan de orde.

1.2 Voorlichting is doelgericht

Met voorlichting kunnen we een aantal algemene doelen nastreven. Deze doelen zijn meestal gericht op gedragsverandering of gedragsbehoud. We beschrijven een aantal redenen om voorlichting te geven.

VOORLICHTING KAN GEZOND GEDRAG BEVORDEREN

Veel voorlichting is gericht op het bevorderen van gezond gedrag en preventie van gezondheidsproblemen. Hierbij kun je denken aan landelijke voorlichtingscampagnes van het Voedingscentrum over het belang van goede en veelzijdige voeding.

VOORLICHTING GEVEN IS WETTELIJK VERPLICHT

wettelijk verplicht

De apotheek is verplicht de patiënt te informeren. Dit wordt beschreven in de wet op de Geneeskundige Behandelingsovereenkomst (WGBO). In deze wet staat dat de apotheker(sassistent) de patiënt moet informeren over:
- de aard en het doel van de medicijnen;
- de te verwachten gevolgen en de risico's van de medicijnen;
- eventuele alternatieven voor de medicijnen.

Deze informatie moet in elk geval staan in een voor de patiënt begrijpelijke bijsluiter.

VOORLICHTING KAN MONDIGHEID BEVORDEREN

Patiënten worden mondiger en willen meebeslissen over de voorgestelde behandeling en de eventuele alternatieven. Dit recht om mee te beslissen is ook vastgelegd in de WGBO.

mondigheid

De mondigheid van patiënten kun je ook afleiden uit het nog steeds groeiende aantal patiëntenverenigingen die de belangen van patiënten met een bepaalde aandoening behartigen. Om mondig te kunnen zijn, moeten patiënten natuurlijk eerst goed geïnformeerd zijn. Zij moeten weten welke behandeling(en) er mogelijk zijn, wat de voor- en nadelen zijn en of er alternatieven zijn. Alleen dan kunnen patiënten een goed afgewogen beslissing nemen en worden ze minder afhankelijk van zorgverleners.

VOORLICHTING KAN THERAPIETROUW BEVORDEREN

Wanneer patiënten adviezen over therapie en leefregels opvolgen, heeft dat meestal als resultaat dat zij minder hinder ondervinden van hun ziekte of behandeling. Zo heeft een goed ingestelde diabetespatiënt minder hyper- of hypoglycaemieën. Op de langere termijn zullen er minder nadelige effecten optreden als gevolg van hun ziekte. Wanneer patiënten de gebruiksinstructie van hun geneesmiddelen opvolgen, is de kans op bijwerkingen kleiner. Goede voorlichting zorgt ervoor dat patiënten de voorgestelde adviezen en leefregels begrijpen. Hierdoor zijn zij meer gemotiveerd deze ook op te volgen en dus therapietrouw te zijn.

therapietrouw

VOORLICHTING KAN MISVERSTANDEN VOORKÓMEN

ongerustheid

Met voorlichting kun je misverstanden uit de weg helpen en ongerustheid verminderen. Wanneer je vóór een behandeling weet wat je te wachten staat, neemt dit een deel van de angst weg.
Soms zijn mensen juist te weinig ongerust en zijn zij zich niet bewust van de ernst van hun aandoening. Zo merkt een patiënt met hoge bloeddruk hier niet zoveel van en heeft hij nauwelijks klachten. Hij merkt dus ook niets van de werking van de geneesmiddelen die hij inneemt. Naar verloop van tijd is deze patiënt misschien niet meer zo gemotiveerd om de middelen in te nemen, en al helemaal niet wanneer deze middelen wel bijwerkingen geven. Goede voorlichting over het 'waarom' van de behandeling is dus erg belangrijk.

MET VOORLICHTING KUN JE KOSTEN BESPAREN

kosten besparen

Voorlichting kan een bijdrage leveren aan een beter en zuiniger gebruik van de gezondheidszorg. Denk hierbij aan adviezen voor eenvoudige klachten: een gericht zelfzorgadvies voorkomt onnodig bezoek aan de huisarts. Voorlichting over verantwoord snoepen of fluoridegebruik helpt tandbederf voorkomen en bespaart dus kosten.

1.3 Wanneer heeft voorlichting effect?

voorlichtings-stappen

Om met voorlichting een zo goed mogelijk effect te bereiken, moet het aan een aantal voorwaarden voldoen. Kernwoorden hierbij zijn: openstaan, begrijpen, willen, kunnen, doen en blijven doen. Als je wilt dat je voorlichting effect heeft, zul je aan deze voorlichtingsstappen aandacht moeten besteden.

OPENSTAAN

Voorlichting heeft pas zin als iemand openstaat voor informatie en er belangstelling voor heeft. Je moet dan wel eerst zijn aandacht trekken. Attenderen kan op vele manieren en via verschillende kanalen. Soms kun je de patiënt wijzen op een folder: 'Ik wil u graag een folder meegeven waarin u kunt lezen over deze behandeling.' Of je wilt aandacht vragen voor de gebruiksinstructie op het etiket van een geneesmiddel. Ook kun je met een affiche of een advertentie in de plaatselijke krant een voorlichtingsbijeenkomst over 'Gezond reizen in de tropen' aankondigen.

folder of affiche

Sommige factoren belemmeren het openstaan voor informatie, terwijl andere factoren dit juist kunnen bevorderen. Belangrijke aandachtspunten zijn:

aandachtspunten

rust — Zorg voor rust, sfeer en een geschikt moment. Wanneer de patiënt haast heeft of wanneer je het zelf erg druk hebt, kun je met de patiënt bespreken wat een beter tijdstip is voor de voorlichting. Een vrouw met een kind in de kinderwagen dat op dat moment hard begint te huilen, zal veel moeite hebben zich open te stellen voor informatie.

privacy — Zorg voor voldoende privacy. Als een patiënten het idee heeft dat anderen kunnen meeluisteren, kan dit invloed hebben op het openstaan voor informatie en op zijn vraaggedrag.

— Onderzoek de klacht of vraag van de patiënt: wat wil hij precies weten? Als je daarop kunt aansluiten, zal hij eerder openstaan voor jouw voorlichting.

emoties — Let op emoties zoals ongerustheid, angst of boosheid. Emoties kunnen het luisteren naar en het verwerken van informatie belemmeren. Hierdoor staat iemand misschien niet open voor nieuwe informatie.

BEGRIJPEN

Om goede, weloverwogen keuzen te maken over ziekte en gezondheid hebben mensen begrijpelijke informatie nodig. Alleen door de juiste informatie kunnen zij hun kennis en begrip vergroten. Een patiënt met astma of COPD *weet* dat een goede inhalatietechniek belangrijk is. Daarnaast moet hij ook de *vaardigheid* hebben ontwikkeld om dit goed uit te kunnen voeren. Een patiënt moet begrijpen dat het opvolgen van een gebruiksinstructie van een geneesmiddel de optimale werking bevordert.

Je kunt op allerlei manieren informatie geven: bijvoorbeeld mondeling aan de balie of met gebruik van folders die feitelijke informatie geven.

Informatie aan de patiënt dient in gewone (eenvoudige) taal te worden gegeven. Als je hierbij onnodig medische termen of vakjargon gebruikt, raken veel patiënten al snel het spoor bijster. Wanneer je begrijpelijke informatie geeft, kun je de mondigheid van patiënten bevorderen. Daarmee stel je hen in staat zelf de verantwoordelijkheid voor hun eigen gezondheid te nemen.

vakjargon

aandachtspunten

Belangrijke aandachtspunten bij het aspect 'begrijpen' zijn:
– Sluit aan bij de voorkennis en het begripsniveau van de patiënt. Stel jezelf de vraag 'welke informatie is geschikt voor deze patiënt?' Onderzoek wat de patiënt al weet.
– Stimuleer de patiënt tot het stellen van vragen. Dit kun je doen door zelf controlevragen te stellen: 'Ik ben benieuwd of ik het duidelijk heb uitgelegd, kunt u mij vertellen wat de belangrijkste punten zijn?' of 'Kan ik nog iets toelichten?' 'Heeft u zelf nog vragen?'
– Benadruk de hoofdpunten en geef informatie op papier mee. Een folder of patiëntenbrief kan de mondelinge informatie ondersteunen en geeft de mogelijkheid om het thuis nog eens in alle rust door te lezen.

WILLEN

Om mensen te overtuigen van een bepaald advies over hun gezondheid of ziekte, is kennis alleen niet voldoende. Je moet de patiënt motiveren om de informatie toe te passen; dit is de volgende stap in het voorlichtingsproces.

motivatie Wat is motivatie eigenlijk? Als je bij jezelf nagaat waaruit je motivatie bestaat voor bijvoorbeeld meer bewegen, afvallen of stoppen met roken, kom je er al snel achter dat informatie, de feitelijke kennis dus, maar één onderdeel is van die motivatie. Motivatie wordt ook bepaald door gevoelens en opvattingen die te maken hebben met de normen en waarden van de patiënt. Hij heeft zijn eigen ideeën over wat gezond of ongezond is. Een voorbeeld: iemand wil stoppen met roken. Hij heeft al drie eerdere pogingen gedaan, zonder blijvend resultaat. Daarnaast kent hij in de naaste familie een paar voorbeelden van rokers die zonder ernstige ziekten een gezonde oude dag hebben. Bovendien: 'als je stopt met roken, word je meestal dikker: ook niet echt gezond toch?' Ook de mening van anderen kan invloed hebben, bijvoorbeeld als je partner reageert met 'Ik moet het eerst nog maar zien, de vorige keer heb je het twee weken volgehouden.'

Motivatie gaat over kennis, gevoelens, ervaringen en over meningen van anderen.

aandachtspunten

De volgende aandachtspunten zijn belangrijk om het 'willen' te bevorderen:

- Leg uit waarom je bepaalde informatie geeft. Wanneer je informatie geeft, is het goed hiervan ook de achtergrond te vertellen, het waarom. Het waarom van een geneesmiddel tegen hoge bloeddruk, de patiënt heeft toch helemaal geen klachten? Uitleg op de effecten van hoge bloeddruk op de lange termijn, het effect wanneer het geneesmiddel niet wordt ingenomen. Op deze manier wordt het voordeel van het opvolgen van de therapie duidelijk.
- Bespreek de voor- en nadelen van een behandeling en eventuele alternatieven. Wat levert het opvolgen van een advies de patiënt op? Wat gebeurt er wanneer hij dat niet doet? Kan de patiënt kiezen tussen alternatieven?

kiezen

KUNNEN

Op de verpakking van een diepvriespizza staat hoe je deze moet bereiden: de temperatuur van de oven en hoe lang. Ook wanneer je een nieuwe computer koopt, zit daarbij een handleiding met instructies over hoe je hem moet aansluiten.

Instructies die je als assistente geeft, hebben als doel een vaardigheid aan te leren. Voorbeeld: de inhalatietechniek. Inhaleren moet je leren, iemand moet je voordoen hoe je dat het beste kan doen.

instructies

Om ervoor te zorgen dat de patiënt je instructies ook kan opvolgen, is een heldere uitleg en een demonstratie nodig. De patiënt moet in gewone taal precies horen wat hij moet doen en welke handelingen hij moet verrichten. Wees hierin zo duidelijk mogelijk. Wanneer je de instructie zo veel mogelijk afstemt op de dagelijkse gewoonten van de patiënt, heb je de meeste kans dat ze op de juiste manier worden opgevolgd. Bij het ontbijt 1 capsule en bij het avondeten 1 capsule is eenvoudiger dan 'tweemaal daags'.

aandachtspunten

De aandachtspunten bij 'kunnen':
- Geef heldere en veilige instructies.
- Doe de handeling stap voor stap voor.
- Laat de patiënt de handeling nadoen.
- Bespreek problemen die kunnen optreden bij de uitvoering.

DOEN EN BLIJVEN DOEN

Het is vaak moeilijk om nieuw gedrag aan te leren en te blijven doen. De eerste motivatie zakt soms snel weg of het is in de dagelijkse praktijk niet mogelijk bepaalde instructies op te volgen. Een vrouw met vier kinderen aanraden het rustiger aan te doen, stuit op praktische problemen. Je kunt haar wel adviseren uit te zoeken of zij in aanmerking komt voor ondersteuning door bijvoorbeeld thuiszorg. Het is belangrijk om zowel praktische als emotionele ondersteuning te bieden die gericht is op het zo goed mogelijk omgaan met de gevolgen van het ziek zijn. Ook het simpelweg praten met patiënten over bijvoorbeeld hun angst voor pijn, is een vorm van begeleiding. Bespreek met de patiënt hoe hij gaat proberen de instructies op te volgen en op welke manier hij aan de bel trekt als het niet goed gaat.

aandachtspunten

volhouden

De aandachtspunten voor 'doen' en 'blijven doen' in het kort:
- Maak afspraken over wat jij kan doen en wat de patiënt gaat doen.
- Bespreek wie of wat de patiënt kan helpen om het nieuwe gedrag vol te houden.
- Bespreek wat er moet gebeuren wanneer er een terugval is, dat wil zeggen wanneer de patiënt het advies niet heeft kunnen volhouden.
- Spreek af wanneer de patiënt moet terugkomen of terugbellen.
- Bespreek ook de positieve resultaten.

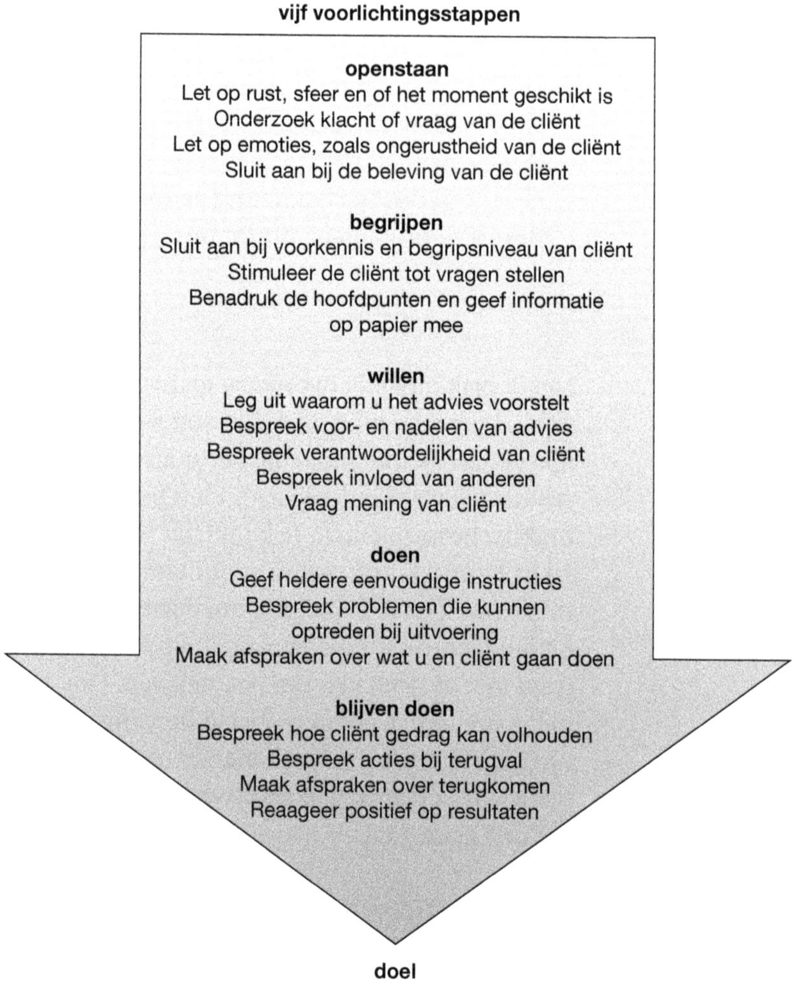

vijf voorlichtingsstappen

openstaan
Let op rust, sfeer en of het moment geschikt is
Onderzoek klacht of vraag van de cliënt
Let op emoties, zoals ongerustheid van de cliënt
Sluit aan bij de beleving van de cliënt

begrijpen
Sluit aan bij voorkennis en begripsniveau van cliënt
Stimuleer de cliënt tot vragen stellen
Benadruk de hoofdpunten en geef informatie
op papier mee

willen
Leg uit waarom u het advies voorstelt
Bespreek voor- en nadelen van advies
Bespreek verantwoordelijkheid van cliënt
Bespreek invloed van anderen
Vraag mening van cliënt

doen
Geef heldere eenvoudige instructies
Bespreek problemen die kunnen
optreden bij uitvoering
Maak afspraken over wat u en cliënt gaan doen

blijven doen
Bespreek hoe cliënt gedrag kan volhouden
Bespreek acties bij terugval
Maak afspraken over terugkomen
Reaageer positief op resultaten

doel

Figuur 1.1
De voorlichtingspijl.

Websites
www.apotheek.nl
www.nigz.nl

2 Farmaceutische patiëntenzorg en therapietrouw

leerdoelen Aan het eind van dit hoofdstuk:
- weet je wat het begrip farmaceutische patiëntenzorg inhoudt;
- ken je voorbeelden van therapieontrouw;
- ken je een aantal redenen en/of oorzaken van therapieontrouw;
- kun je de mogelijke gevolgen van therapieontrouw beschrijven;
- weet je welke invloed voorlichting kan hebben op het bereiken van therapietrouw.

2.1 Farmaceutische patiëntenzorg

In de openbare apotheek wordt sinds een aantal jaar gewerkt met farmaceutische patiëntenzorg. Dit houdt in dat de doelstelling van de apotheek is verbreed. Het gaat niet alleen om 'het juiste middel aan de juiste patiënt', maar ook om het begeleiden van patiënten bij de keuze en het gebruik van geneesmiddelen, de samenwerking met andere zorgverleners en het stimuleren van eigen verantwoordelijkheid van de patiënt. Het gevolg hiervan moet zijn dat de juiste patiënt het juiste geneesmiddel ook op de juiste manier gebruikt. Wanneer patiënten hun geneesmiddelen op de juiste wijze gebruiken, spreken we van therapietrouw. Therapietrouw is niet vanzelfsprekend; regelmatig worden adviezen niet opgevolgd. We spreken dan van therapieontrouw.

Wanneer de patiënt goed wordt betrokken bij de keuze van een geneesmiddel, vergroot dit de kans op therapietrouw. De medicatie en eventuele alternatieven worden – voorafgaand aan het afleveren van het recept – met de patiënt besproken. Het is belangrijk dat in dit adviesproces patiënten worden aangemoedigd vragen te stellen en hun wensen en verwachtingen over de medicatie kunnen uitspreken. Op basis van dit gesprek kan de arts besluiten dat een patiënt aanvullende begeleiding nodig heeft bij het gebruik van de geneesmiddelen. Daar begint de begeleiding van de apotheek. Dit adviestraject en aanvullende begeleiding wordt concordance genoemd.

concordance Concordance, voorlichting en begeleiding hebben in farmaceutische patiëntenzorg een belangrijke plaats.

2.2 Therapieontrouw

In dit hoofdstuk bespreken we de oorzaken van therapie(on)trouw en de mogelijke gevolgen ervan. Vervolgens gaan we in op de functie van voorlichting bij het bevorderen van therapietrouw. We hopen hiermee de noodzaak van goede voorlichting over geneesmiddelen over te brengen. Daarnaast gaan we in op de manier waarop je therapietrouw kunt bevorderen.

Veel van de informatie die de huisarts of apotheek geeft, wordt door patiënten niet begrepen of opgenomen. Vaak heeft dit te maken met een onvoldoende openstaan voor informatie. Meer dan de helft van de zojuist ontvangen informatie, kan een patiënt kort na het consult al niet meer navertellen. Een belangrijk deel van de adviezen van de huisarts wordt dan ook niet opgevolgd.

De omvang van therapieontrouw is veel groter dan door zorgverleners wordt geschat. Bij langdurig gebruik van geneesmiddelen, blijkt maar de helft van de patiënten de voorgeschreven middelen na een jaar nog steeds te gebruiken. Andere geneesmiddelen, zoals slaap- en kalmeringsmiddelen, worden juist te veel gebruikt.
Ook de manier van toedienen gaat vaak mis: van de mensen die een inhalator gebruiken, doet veertig procent dit niet op de juiste manier.

Voorbeelden van therapieontrouw:
– Antibioticakuren worden voortijdig gestopt.
– Het gebruik is hoger of lager dan de voorgeschreven dosering.
– Het tijdstip van inname is verkeerd.
– Restjes geneesmiddelen worden voor een andere klacht gebruikt.

'drug-holidays'
- Recepten worden niet afgehaald.
- Chronische medicatie wordt geminderd, onderbroken of gestopt (*drug-holidays*).

2.3 Redenen of oorzaken voor therapieontrouw

Er kunnen verschillende redenen zijn waarom patiënten, meer of minder bewust, therapieontrouw zijn. Redenen voor therapieontrouw hebben te maken met niet begrijpen, niet willen of niet kunnen. Een overzichtje:

Tabel 2.1	Redenen voor therapieontrouw.
Begrijpen	Verkeerd uitleggen van de gebruiksinstructie
Willen	Twijfel aan de noodzaak van de medicatie
	Twijfel aan de veelheid van medicijnen: bij meerdere geneesmiddelen tegelijkertijd wijkt een kwart van de patiënten soms of regelmatig af van het voorschrift en neemt een andere of lagere dosering
	Angst voor bijwerkingen
	Geen vertrouwen in de dokter
	Het idee dat geneesmiddelen eigenlijk 'gif' zijn
Kunnen	Gebruiksonvriendelijke toedieningsvormen
	Ingewikkeld doseerschema, veel geneesmiddelen tegelijkertijd
	Vergeten geneesmiddelen in te nemen

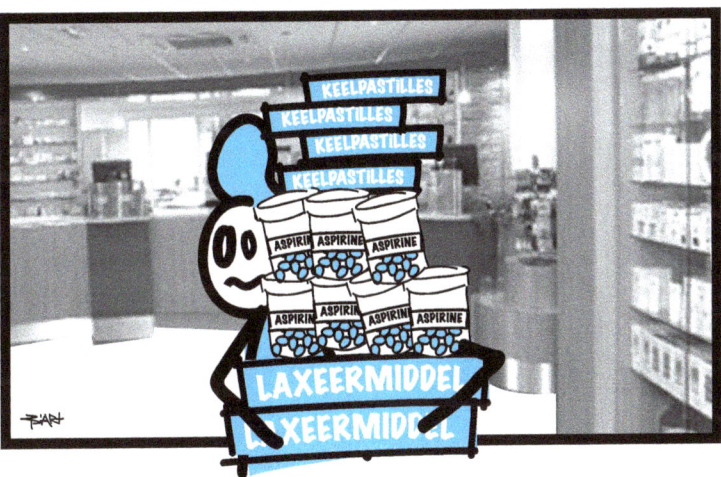

Figuur 2.1
'Iene miene mutte...'

2.4 Gevolgen van therapieontrouw

neveneffecten

Door therapieontrouw heeft de behandeling onvoldoende effect. Er kunnen bovendien ongewenste neveneffecten optreden als geneesmiddelen niet goed worden gebruikt. Wanneer bijvoorbeeld ibuprofen vóór het eten wordt ingenomen in plaats van erna, kunnen er maagklachten ontstaan. Ook kan de behandelende arts het resultaat van de therapie verkeerd beoordelen, bijvoorbeeld als de patiënt minder gebruikt of voortijdig met een kuur stopt en dit niet tegen de arts zegt. Dit kan leiden tot onnodig vervolgonderzoek of het ten onrechte voorschrijven van een hogere dosering of een ander geneesmiddel.

extra kosten

Dit alles geeft ook extra kosten voor de gezondheidszorg.

Gevolgen van therapieontrouw:
– minder effect geneesmiddel;
– meer bijwerkingen;
– onnodig vervolgonderzoek;
– onnodige verandering van therapie;
– resistentie voor antibiotica;
– extra kosten voor de gezondheidszorg.

Afhankelijk van de ernst van de aandoening en het soort geneesmiddel dat de patiënt gebruikt, zijn de risico's van therapieontrouw meer of minder ernstig. Zo kan het vergeten van de anticonceptiepil of een geneesmiddel tegen epilepsie ernstiger gevolgen hebben dan het overslaan van een pijnstiller. Uit onderzoek is gebleken dat door vroegtijdig stoppen met cholesterolverlagende middelen er jaarlijks vierhonderd mensen met een hartaanval worden opgenomen.

2.5 Therapietrouw en de rol van voorlichting

Aan het verhelpen of voorkomen van al deze problemen kan de apothekersassistente met goede voorlichting een bijdrage leveren. Patiënten kunnen een advies alleen opvolgen wanneer zij:
– *weten* wat er precies moet gebeuren (welk medicijn op welk tijd-

stip, welke voedingsmiddelen wel en welke niet in hun dieet passen, enzovoort);
- de adviezen *willen* opvolgen;
- de adviezen *kunnen* uitvoeren.

Voorlichting dient aandacht te hebben voor elk van deze aspecten.

Je kunt therapieontrouw voor een groot deel voorkómen door uitleg te geven over de noodzaak om een advies of therapie op te volgen. Ook is het belangrijk aan te geven wat het resultaat kan zijn als het advies wordt opgevolgd: hoe snel treedt er effect op?
Je kunt met de patiënt bespreken welke alternatieven er eventueel zijn voor de therapie. Vervolgens dienen ook de nadelige effecten, zoals bijwerkingen of risico op afhankelijkheid van geneesmiddelen, besproken te worden. Hierdoor kan de angst hiervoor verminderd worden.
Tot slot kan het nodig zijn instructie te geven, bijvoorbeeld over het gebruik van inhalatieapparaten, de toediening van oogdruppels of het meten van de bloedglucose.
Al deze zaken moeten in het gesprek met de patiënt aan de orde komen, waarbij ook de verwachtingen en twijfels van de patiënt aan de orde moeten komen. Wanneer je de aspecten 'begrijpen, willen en kunnen' in je achterhoofd houdt, kun je bij jezelf nagaan wat al behandeld is en wat nog niet.

Door te informeren naar het geneesmiddelgebruik, worden de ervaringen en de problemen met therapietrouw van de patiënt bespreekbaar. Je kunt dan samen naar mogelijkheden zoeken om de therapietrouw te verbeteren. Therapieontrouw is voor een groot deel te voorkómen door het geven van goede voorlichting. Een goed geïnformeerde patiënt weet wat hij moet doen en ook waarom dit zo is.

Met de aspecten begrijpen, willen en kunnen als basis, noemen we de volgende aandachtspunten:

Tabel 2.2	Voorlichtingsstappen.
Begrijpen	Gebruiksinstructies en de achtergrond hiervan toelichten
	Duur van de medicatie vertellen en toelichten
Willen	Werking van het geneesmiddel uitleggen (na hoeveel tijd effect?)
	Mogelijke bijwerkingen voorspellen en eventueel nuanceren
	Motivatie voor geneesmiddelgebruik onderzoeken
Kunnen	Doseringsvorm uitleggen of demonstreren
	Eventuele problemen bespreken
	Bij meerdere geneesmiddelen: doseerschema bespreken
	Eventueel: hulpmiddelen, zoals een medicijnverdeeldoos of geneesmiddelenpaspoort

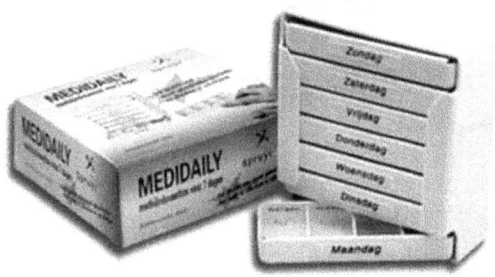

Figuur 2.2
Medicijnverdeeldoos Medidaily (bron: Spruyt-Hillen).

2.6 Samenvatting

Patiëntenvoorlichting heeft een belangrijke functie in de gezondheidszorg. Voorlichting kan verschillende doelen nastreven. Dit varieert van informatieoverdracht tot het motiveren voor een bepaald gedrag. Voorlichting heeft een belangrijke rol bij het bevorderen van de therapietrouw. Daarnaast kun je door middel van voorlichting de mondigheid van patiënten stimuleren. Hierdoor kunnen zij op een verantwoorde wijze zelfstandig keuzen maken die invloed hebben op hun gezondheid.

Het is zinvol om regelmatig stil te staan bij de verschillende functies van voorlichting en het doel van je voorlichting. Om voorlich-

ting effectief te laten zijn, moet aan een aantal voorwaarden zijn voldaan. Samengevat gaat het erom dat mensen:
- openstaan voor informatie;
- begrijpen welk advies er wordt gegeven, welke therapie wordt voorgesteld;
- willen: gemotiveerd zijn om het advies op te volgen;
- kunnen: in staat zijn het advies uit te voeren;
- doen en blijven doen: het advies uitvoeren en dit volhouden volgens voorschrift.

Websites
www.knmp.nl
www.apotheek.nl
www.lareb.nl
www.meldpuntbijwerkingen.nl

3 Mondelinge voorlichting

leerdoelen
Aan het eind van dit hoofdstuk heb je kennis over:
- het proces van communicatie;
- de begrippen verbale en non-verbale communicatie;
- de kenmerken van goed luisteren;
- het belang van vragenstellen, doorvragen en samenvatten.

'Tim is ziek'
Mevrouw De Wit komt in de apotheek voor een advies over haar zoontje Tim van vier. Hij hoest verschrikkelijk en heeft 's avonds ook wat koorts. Er heerst een echte griepepidemie en dit is al de zoveelste bezorgde moeder die dit soort vragen stelt aan de balie. De apothekersassistente geeft een standaard advies: wat tijmsiroop en een paracetamol voor het slapen. Niet helemaal overtuigd, koopt mevrouw de Wit een flesje tijmsiroop. Die middag komt meneer De Wit in de apotheek; hij heeft een recept voor Tim van de huisarts.

3.1 Communicatie

Voorlichting vindt plaats door middel van communicatie. Of de voorlichting goed verloopt, heeft vooral te maken met de manier waarop de communicatie verloopt. In het communicatieproces vindt de uitwisseling van informatie plaats.

Je kunt communicatie vergelijken met het overgooien van een bal. De bal stelt de hoeveelheid informatie (de boodschap) voor. De gooier wil de bal overgooien naar de ander, de ontvanger. Het is

belangrijk dat de bal niet op de grond valt, dan gaat er snelheid (lees: informatie) verloren. Je hebt verschillende soorten ballen: tennisbal, golfbal, voetbal, skippybal enzovoort. De ene bal ligt goed in de hand en gooit makkelijker dan de andere. Een grote bal – zo één waar circusartiesten op balanceren – levert bij het overgooien meer problemen op dan bijvoorbeeld een tennisbal.
Op dezelfde manier is een boodschap de ene keer luchtig en vrolijk, terwijl zij de andere keer zwaar en ingewikkeld kan zijn.

Ook de kenmerken van de vanger (= ontvanger van de boodschap) hebben invloed op het communicatieproces: een volwassene kan meestal met gemak een tennisbal opvangen; een kind van acht heeft daar meestal meer moeite mee.

Communicatie verloopt het best wanneer de zender (gooier) aandacht heeft voor zowel de eigenschappen van de boodschap als de eigenschappen van de (ont)vanger. Kort gezegd: de zender houdt rekening met welke bal geschikt is voor deze vanger.

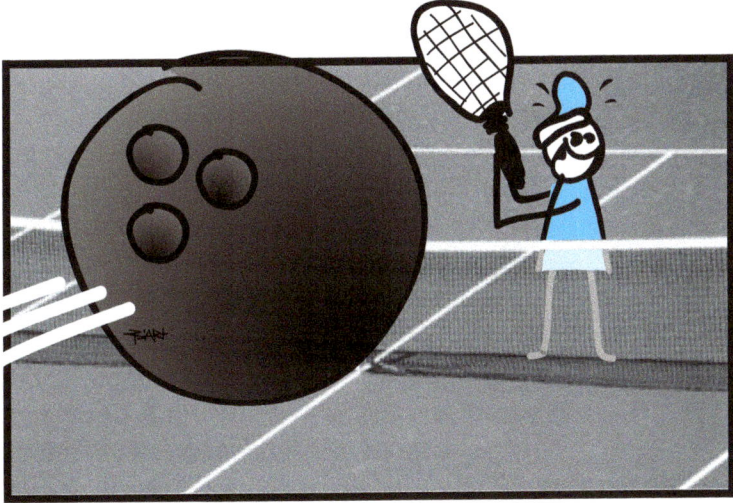

Figuur 3.1
'Gooi nog eens een balletje op...'

De communicatie gebeurt tussen een zender en een ontvanger. De zender geeft een boodschap af aan de ontvanger. Het is daarbij belangrijk dat de zender zich inleeft in de ontvanger. De apothekersassistent vraagt zich af: wie is deze patiënt? De ontvanger neemt de boodschap waar door middel van kijken, luisteren en/of voelen. Vervolgens geeft de ontvanger hierop een reactie, hij gooit de bal terug. Dit noemen we feedback of terugkoppeling. Hiermee wordt de (ont)vanger zelf een zender (gooier). Er is dan sprake van tweerichtingsverkeer.

3.2 Verbale en non-verbale communicatie

Bij mondelinge verbale communicatie gebruik je taal: woorden waarmee je informatie overbrengt. Dit is bewust gegeven informatie. Daarnaast is er de lichaamstaal of non-verbale communicatie. Hiermee kun je gevoelens en emoties overbrengen: verdriet, blijdschap, angst of opluchting. Deze communicatie wordt deels bewust en deels onbewust overgebracht en ontvangen.

Een aantal voorbeelden van non-verbale communicatie:
- gezichtsuitdrukking: lachend, angstig, boos, beslist;
- lichaamshouding: armen over elkaar of gespreid, naar iemand toegebogen of juist terugwijkend;
- gebruik van gebaren om de boodschap kracht bij te zetten;
- de afstand ten opzichte van de ander;
- de plaats die iemand kiest, bijvoorbeeld op het hoekje van de bank of breeduit zittend;
- kleding, haardracht, make-up of sieraden;
- stemgebruik: toonhoogte, volume, aarzelend, zuchten, stiltes, snelheid van praten enzovoort.

tegengesteld   Soms is de verbale communicatie in tegenspraak met de non-verbale, bijvoorbeeld wanneer de patiënt in de tandartsstoel met een angstig gezicht en de handen vast aan de leuning geklemd, zegt dat het wel meevalt. Omdat non-verbaal gedrag grotendeels onbewust is, is het vaak 'eerlijker'. Wanneer de informatie uit het verbale en non-verbale niet met elkaar overeenkomt, kun je dikwijls het beste afgaan op het non-verbale.

> 'Volluk!'
> Aïsha en Marjan, assistentes van apotheek Westhoek, zijn bezig met het opruimen van de dagelijkse bestelling. Een saai werkje, maar terwijl ze ondertussen hun plannen voor de vakantie bespreken, schiet het toch lekker op.
> Ze gaan zo op in hun gesprek dat ze niet merken dat er inmiddels drie patiënten aan de balie staan. Nadat deze patiënten een paar minuten hebben gewacht, verstoort een van hen het gesprek tussen Aïsha en Marjan. Hij vertrekt uit de apotheek en zegt: 'Nou, als de dames het dan zo druk hebben …!'

Wat ging er fout in bovenstaande casus? De belangrijkste 'misser' zit in de attitude van deze assistenten. Met hun non-verbale gedrag geven ze aan dat ze hun eigen gesprek belangrijker vinden dan de patiënten aan de balie. Patiënten komen binnen en er wordt geen aandacht aan ze besteed. Sterker nog, ze worden niet eens opgemerkt en dus volkomen genegeerd. Natuurlijk hoef je niet direct je werk neer te leggen en patiënten te helpen, want op die manier komt je bestelling nooit af. Maar wat dan wel? Om te beginnen is het wel zo beleefd om de patiënten die binnenkomen even kort te begroeten. Je kunt hieraan toevoegen: 'Mijn collega helpt u zo, zij is even aan de telefoon.' Op deze manier weet de patiënt dat hij is opgemerkt en nog even geduld moet hebben. Daarnaast is het niet professioneel om al te uitbundig over privé-zaken te praten in de publieksruimte.

3.3 Mondelinge voorlichting

Bij mondelinge voorlichting ben je letterlijk in gesprek met de patiënt. Dit geeft je de mogelijkheid om de inhoud van je voorlichting op hem af te stemmen. Dit betekent afstemmen op:
- wat de patiënt al weet en nog wil weten;
- wat de patiënt kan begrijpen;
- de ervaringen van de patiënt;
- de emoties van de patiënt.

Bij mondelinge voorlichting gaat het dus om maatwerk. Om dit maatwerk te kunnen leveren, moet je goed kunnen luisteren en de juiste vragen stellen. Een handig ezelsbruggetje hierbij is: luisteren, samenvatten en doorvragen, oftewel LSD. We gaan hier kort op in.

LUISTEREN EN AANDACHT GEVEN

Je kunt aan iemand merken of hij echt luistert. Een goede luisteraar kijkt de spreker aan.
Goed luisteren, wil zeggen dat je aandacht geeft aan de verbale en non-verbale informatie van de patiënt. Daarbij is het belangrijk dat je aan de patiënt laat blijken dat je actief luistert. Dit kan je doen door je houding, bijvoorbeeld licht naar de patiënt toebuigen, door oogcontact en knikken of hummen. Dit laatste kun je zien als kleine aanmoedigingen aan de patiënt: 'vertel maar, ik hoor en begrijp je, ik ben geïnteresseerd in je verhaal'. Vragen stellen ter verduidelijking toont ook dat je de patiënt actief volgt.
Een onderdeel van luisteren en aandacht geven, is het observeren van de patiënt. Je kunt hierbij letten op de hoogte van de stem, de intonatie (nadrukkelijk of juist zacht) en de snelheid van praten. Het geeft je informatie over gevoelens van de patiënt: verdrietig of angstig, boos, onzeker enzovoort.

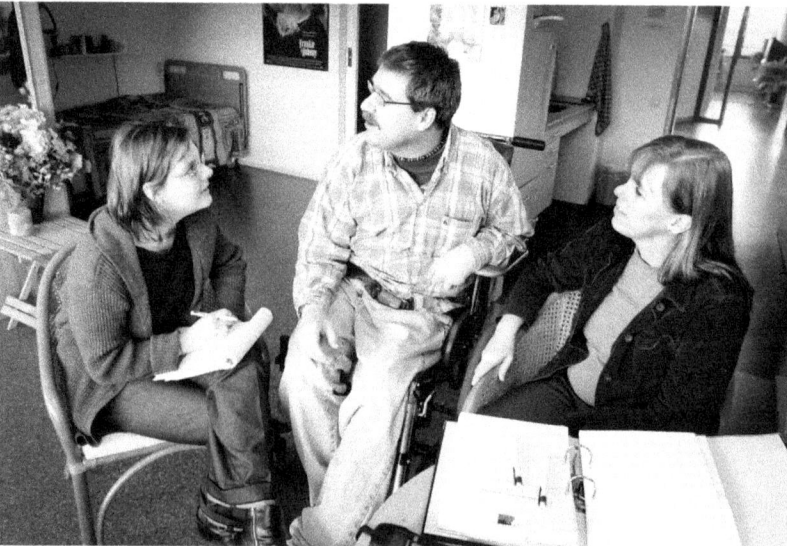

Figuur 3.2
'Vertel...'

SAMENVATTEN

Wanneer je de vraag van de patiënt kort samenvat, kun je nagaan of je de patiënt hebt begrepen. Het in eigen woorden weergeven van de kern van een gesprek, brengt ook structuur aan. Je benadrukt daarmee waar het nu precies om gaat. Het zorgt er ook voor dat jij en de patiënt bij het onderwerp blijven en niet afdwalen. Vooral bij patiënten die erg uitweiden, kan een samenvatting zinvol zijn.

DOORVRAGEN

Een belangrijk onderdeel van de mondelinge voorlichting bestaat uit het achterhalen van de vraag: wat wil de patiënt precies weten? Patiëntenvragen zijn niet altijd even duidelijk. In dat geval moet je zelf vragen stellen om de patiëntenvraag te verhelderen.

Open en gesloten vragen

Er zijn twee soorten vragen: open vragen en gesloten vragen.

Bij open vragen wordt de ander uitgenodigd meer te vertellen. Het antwoord is niet met een simpel ja of nee te geven. Open vragen leveren meer informatie op dan een gesloten vraag. Het helpt je de werkelijke vraag van de patiënt te achterhalen. Open vragen beginnen met: wat, hoe, waarom, hoeveel en welke.

Open vragen:
– Wat wilt u nog meer weten?
– Wat heeft de dokter u verteld?
– U zegt dat u ongerust bent, kunt u vertellen waarover?
– Wat heeft u zelf al geprobeerd?
– Welke geneesmiddelen gebruikt u?
– Kunt u me vertellen hoe u al die medicijnen uit elkaar houdt? Het zijn er nogal veel en dat lijkt me best lastig.

Een gesloten vraag is een vraag waarop het antwoord kort is. Een gesloten vraag nodigt niet uit om iets te vertellen. Gesloten vragen kun je gebruiken als je een gesprek wilt afronden:

'We hebben het gehad over de toepassing van deze zalf en eventuele bijwerkingen. Zijn uw vragen hiermee beantwoord?'

Gesloten vragen:
- Heeft de dokter u verteld hoe u het geneesmiddel moet gebruiken?
- Hoe lang gebruikt u het middel al?
- Waar woont u?
- Zijn al uw vragen beantwoord?

onthouden

Het geheugen van mensen is beperkt: ze kunnen niet alles onthouden. Mondelinge voorlichting is daardoor vluchtig van aard. Wanneer je mondelinge voorlichting ondersteunt met een folder of brochure, zorg je ervoor dat dit vluchtige karakter minder wordt.

Patiënten onthouden ongeveer:
- 10% van wat ze lezen;
- 20% van wat ze horen;
- 30% van wat ze zien;
- 50% van wat ze horen en zien;
- 80% van wat ze zelf zeggen;
- 90% van wat ze zelf zeggen terwijl ze tegelijk iets doen dat daarbij hoort.[1]

3.4 Functies van mondelinge voorlichting

Waarom leggen we zaken uit die ook in een goede folder staan? Waarom geeft de apotheek mondeling de gebruiksinstructie 'kuur afmaken' terwijl dit ook op het etiket staat? Waarom geven we nog een folder over worminfecties mee als we de behandeling in een gesprek al uitgebreid hebben uitgelegd?

Voorlichtingsfolders, patiëntenbrieven en andere vormen van schriftelijke voorlichting zijn niet meer weg te denken uit de apotheek en worden veelvuldig gebruikt. De instructie voor het gebruik

---

1 E. Feller, *Voorlichten, je doet het zo*. Utrecht/Assen: Stichting O&O/Van Gorcum, 1992.

van een geneesmiddel staat op het etiket. In de bijsluiter kunnen patiënten verder lezen over de dosering, de indicaties en bijwerkingen. Bij schriftelijke informatie gaat het om standaardinformatie die niet op iedereen van toepassing is.

Mondelinge voorlichting is maatwerk, je kunt het toespitsen op de individuele patiënt. Mondelinge voorlichting vormt een aanvulling op en ondersteuning van schriftelijke voorlichting.

Met mondelinge voorlichting kun je:
a de patiënt motiveren om de folder, het etiket of de bijsluiter te lezen;
b toelichting geven op de folder of bijsluiter;
c de informatiebehoefte van de patiënt onderzoeken en ingaan op vragen;
d de patiënt motiveren om instructies op te volgen.

a *Motiveren om de schriftelijke informatie te lezen.* Wanneer je schriftelijke informatie (een folder, bijsluiter of patiëntenbrief) meegeeft, kun je de patiënt aanmoedigen dit ook daadwerkelijk te lezen. 'Ik geef u nog wat informatie mee om thuis eens rustig na te lezen.' Soms helpt het als je belangrijke delen van de tekst onderstreept.
b *Schriftelijke informatie toelichten.* Je kunt de schriftelijke informatie mondeling toelichten. Dit kan bij de afgifte van de folder of patiëntenbrief. Je kunt ook afspreken er de volgende keer of tijdens een telefoongesprek op terug te komen. 'Wanneer er in de bijsluiter zaken staan die niet duidelijk zijn, kunt u natuurlijk bellen of langskomen. Samen kunnen we dan nagaan wat er precies wordt bedoeld en of dit ook op u van toepassing is.'
c *De informatiebehoefte van de patiënt onderzoeken en ingaan op vragen*
Ook wanneer een patiënt geen vragen stelt, betekent dit niet dat alles duidelijk is. Stimuleer het stellen van vragen en neem elke vraag – hoe eenvoudig deze in jouw ogen soms is – serieus. Alleen dan maak je patiënten duidelijk dat vragen echt welkom zijn en ga je in op de informatiebehoefte van een patiënt. Het vraaggedrag kun je bevorderen door:
 · voldoende tijd nemen;
 · oogcontact;
 · zorgen voor voldoende privacy;
 · aandacht voor non-verbale signalen;
 · vragen stellen.

d *Motiveren om instructies op te volgen.* We hebben eerder gezien dat het kennen van een advies of weten hoe een bepaalde handeling moet worden uitgevoerd, op zichzelf niet altijd leidt tot een juiste uitvoering door de patiënt. Hier is meer voor nodig. Mondelinge voorlichting is erg geschikt om patiënten te motiveren voor je advies. Het helpt bij het bereiken van houdings- of gedragsveranderingen.

Gebruiksinstructie

gebruiks-
instructie

Wen jezelf eraan de gebruiksinstructie op het etiket te herhalen en toe te lichten. Assistenten zijn soms van mening dat het een beetje raar is om het gebruiksadvies te herhalen, patiënten kunnen toch wel lezen! Toch is het zinvol om de tekst op het etiket toe te lichten.

Het geeft je de mogelijkheid wat uitleg te geven. Eenmaal daags een plastablet: wat is dan het beste moment? Wanneer je de tablet 's avonds inneemt, moet je 's nachts opstaan om te plassen. Wanneer je je aanwent om de tablet midden op de dag in te nemen, loop je de kans dat je 'm vergeet. In de ochtenduren innemen heeft de voorkeur. Bijna iedereen gebruikt 's morgens een ontbijt. Wanneer de geneesmiddelverpakking standaard naast het bord wordt gelegd, is de kans op vergeten heel klein. Wanneer iemand geen ontbijt gebruikt, kan het medicijngebruik worden gekoppeld aan het opstaan of tandenpoetsen 's morgens.

Wanneer je het gebruiksadvies nog even mondeling toelicht, is de kans groot dat de patiënt de vragen die hij heeft, op dat moment stelt. Op die manier schep je een extra kans tot vragenstellen voor de patiënt.

3.5 Voorlichtingsstappen bij mondelinge voorlichting

Wanneer je mondelinge voorlichting geeft, is het zinvol stil te staan bij de verschillende fasen in de voorlichting. We zullen de verschillende stappen uit de voorlichtingspijl bespreken en hierbij aandachtspunten voor de mondelinge voorlichting geven.

> 'Diëten?!'
> Mevrouw Terlingen is zojuist bij de dokter geweest voor een bloeddrukmeting. Tijdens een eerder bezoek was haar bloeddruk aan de hoge kant. Ook deze keer was de dokter niet tevreden. De dokter heeft haar het advies gegeven om een zoutbeperkt dieet te volgen en wat meer lichaamsbeweging te nemen.
> Mevrouw Terlingen is vertegenwoordiger en is voor haar werk veel onderweg. Hierdoor eet zij vaak in een restaurant. In de apotheek vraagt zij naar het nut van een dieet.

OPENSTAAN

Wanneer patiënten zelf vragen stellen, kun je er meestal van uitgaan dat zij openstaan voor informatie. Iets anders wordt het als je een gehaaste patiënt nog even wat extra informatie wilt geven. Soms gaat het om informatie die je *moet* geven. Je kunt dan proberen de interesse van de patiënt te wekken: 'Ik begrijp dat u weinig tijd heeft. Toch wil ik graag de belangrijkste punten met u doornemen.' Wanneer dit niets oplevert, kun je vragen naar een ander geschikt moment of wijzen op de mogelijkheid van telefonisch contact. Informatie opdringen heeft geen zin.

BEGRIJPEN

Juist bij mondelinge informatie heb je de gelegenheid om aan te sluiten bij wat de patiënt al weet en nog meer wil weten. Welke patiënt heb je voor je, wat is zijn begripsniveau, wat weet hij al, om welke klacht of vraag gaat het?

Door vragen te stellen, kom je erachter welke informatie je moet geven en of de patiënt de gegeven informatie heeft begrepen. Begrijpelijk taalgebruik is hierbij belangrijk.

Een aantal voorbeelden van vragen die je aan mevrouw Terlingen kunt stellen:
- Wat weet u al over hoge bloeddruk?
- Wat heeft de dokter u verteld?
- Wat wilt u nog meer weten?
- Wat is het belangrijkste dat u heeft onthouden van de informatie die de dokter heeft gegeven?
- Heeft de dokter u verteld dat u deze tabletten waarschijnlijk een langere poos moet gebruiken?

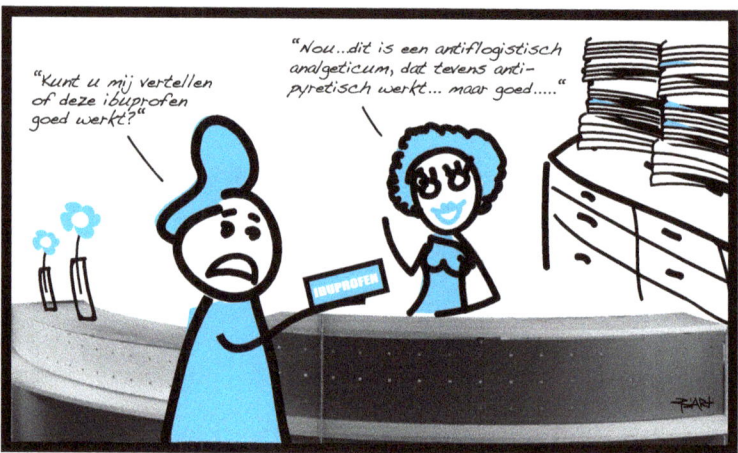

Figuur 3.3
'Alles duidelijk? Mooi zo!'

WILLEN

Is de patiënt bereid het zojuist gegeven advies op te volgen? Mondelinge voorlichting is bij uitstek geschikt om de motivatie van de patiënt te beïnvloeden. Wanneer je de achtergronden van je advies vertelt, vergroot dit de motivatie van de patiënt.

achtergronden van advies

Mevrouw Terlingen moet weten waarom het belangrijk is om een zoutarm dieet te volgen en meer te bewegen om de bloeddruk helpen te verlagen. Misschien zijn deze maatregelen wel voldoende en is er dan geen medicatie (meer) nodig; dit kan ook een argument zijn om de patiënt te motiveren.

Neem de twijfels van de patiënt serieus. Het is beter deze direct te bespreken: 'Ik merk dat u nog niet helemaal overtuigd bent.' De kans is groot dat het je lukt om de twijfels en onduidelijkheden weg te nemen door een betere uitleg.

KUNNEN

Ook wanneer mevrouw Terlingen weet dat zij een dieet moet volgen en hiervoor ook gemotiveerd is, wil dit niet altijd zeggen dat het haar uiteindelijk ook lukt. Zij moet het dieet ook *kunnen* volgen. Voor iemand die veel buitenshuis moet eten, kan dit advies problemen opleveren. Het is daarom goed om te vragen naar de uitvoering van het advies om op die manier problemen op het spoor te komen.
'Denkt u dat het lukt dit dieet te volgen?' of beter nog: 'Ik weet dat u veel onderweg bent, heeft u al bedacht hoe u dat gaat doen?' 'Heeft u al eerder een dieet gevolgd, hoe ging dat?' Op basis van de antwoorden kun je samen naar een oplossing zoeken.

DOEN EN BLIJVEN DOEN

Als het met begrijpen, willen en kunnen in orde is, is de kans groot dat de patiënt het advies inderdaad zal opvolgen en consequent gaat letten op wat ze eet. Toch zul je de patiënt moeten blijven stimuleren en ondersteunen dit vol te houden. Eén manier is hieraan in elk volgend contact aandacht te besteden en het belang van 'volhouden' te onderstrepen. Daarbij kun je ingaan op onverwachte hindernissen, zoals een reeks van feestelijke diners waarbij het volhouden van een dieet wel erg moeilijk wordt. Wanneer mevrouw Terlingen hiervoor zelf al een oplossing heeft gevonden, is dit een complimentje waard.
Aandacht voor 'blijven doen' schiet er in veel gevallen bij in. Wanneer patiënten hun chronische medicatie niet of onregelmatig gebruiken wordt dat veelal niet gesignaleerd. In een aantal gevallen zie je de patiënt ook veel minder vaak. Doordat patiënten hun geneesmiddelen in veel apotheken elektronisch aanvragen en vervolgens laten bezorgen is er veel minder contact. Als je geneesmiddelen persoonlijk overhandigt, is het goed dit contactmoment te benutten door nog eens wat extra uitleg te geven of te vragen naar de ervaringen van de patiënt.

4 Mondelinge voorlichting en advies

leerdoelen Aan het eind van dit hoofdstuk heb je kennis over:
- de kenmerken van verschillende gespreksvormen;
- de verschillen tussen voorlichting bij eerste en tweede uitgifte;
- welke functies mondelinge voorlichting kan hebben.

4.1 Inleiding

Mondelinge voorlichting kan in een meer of minder intensieve vorm worden gegeven. Belangrijke voorwaarden voor een goed verloop van een gesprek zijn de manier waarop je met de patiënt omgaat, de bejegening en je vakinhoudelijke kennis. Globaal onderscheiden we de volgende gesprekssituaties:
- het gesprek bij eerste en tweede uitgifte van een geneesmiddel;
- het adviesgesprek;
- het slechtnieuwsgesprek;
- de klachtafhandeling;
- het telefoongesprek;
- het gesprek wanneer een patiënt geen informatie wil.

We zullen bij deze gespreksvormen kort ingaan op de kenmerken en aandachtspunten.

'Weet ik dit zeker?'
Bij mondelinge voorlichting is het goed om stil te staan bij de grenzen van je eigen kunnen. Er is niemand die controleert wat je zegt. Daarom is het belangrijk dat je zeker bent over de feiten waarop je de inhoud van de voorlichting of het advies baseert.

Wanneer je niet helemaal zeker bent over het antwoord op een vraag, is het goed hierover een naslagwerk, een collega of de apotheker te raadplegen. Patiënten zullen dit op prijs stellen omdat het laat zien dat je zorgvuldig bent in het geven van voorlichting en advies.

4.2 Voorlichting bij eerste en tweede uitgifte

Wanneer je als apothekersassistent een receptgeneesmiddel aflevert, geef je informatie over verschillende aspecten van het geneesmiddel(gebruik). Je maakt hierbij onderscheid in de informatie bij eerste uitgifte en informatie bij tweede uitgifte.

4.2.1 Voorlichting bij eerste uitgifte

Onder eerste uitgifte verstaan we het afleveren van geneesmiddelen die een patiënt niet eerder, of langer dan één jaar geleden, heeft gebruikt. Het is wettelijke verplicht om bij elke eerste uitgifte een bijsluiter te verstrekken. Ook is er de plicht om een geneesmiddel te voorzien van een etiket met daarop gebruiksinstructies. In de mondelinge voorlichting kun je hierop aansluiten. Hierbij maken we onderscheid tussen de voorlichting over de *eigenschappen* van het geneesmiddel en voorlichting over de manier waarop het geneesmiddel *gebruikt* moet worden.

eigenschappen Wat betreft de eigenschappen van het geneesmiddel is de volgende informatie voor de patiënt belangrijk:
– Waarvoor wordt het geneesmiddel gegeven? Dit is de indicatie.
– Wanneer treedt de werking normaal gesproken op?
– Welke onbedoelde klachten of bijwerkingen kan het middel geven?
– Wanneer mag het middel niet gebruikt worden?

gebruik Wat betreft het gebruik van het geneesmiddel is de volgende informatie belangrijk:
– Hoe vaak en wanneer moet de patiënt het middel gebruiken?

1 maal daags 1 tablet lijkt een eenvoudige instructie. Maar wanneer de patiënt vervolgens zijn plastablet 's avonds inneemt, ervaart hij daar last van. De kans bestaat dat hij de tabletten dan maar helemaal laat staan.
- Hoe lang moet de patiënt dit middel gebruiken? Mag de patiënt stoppen wanneer de klachten over zijn? Waarom wel of niet?
- Hoe moet het geneesmiddel worden bewaard? Sommige patiënten bewaren voor het gemak alles in de koelkast terwijl dit niet nodig is en soms onwenselijk.
- Bijzondere aandachtspunten: bijvoorbeeld gelijktijdig gebruik met andere geneesmiddelen of met voeding.
- Toelichting op etiketteksten:
  - het geneesmiddel beïnvloedt het reactievermogen;
  - kuur afmaken;
  - heel doorslikken, niet kauwen;
  - omschudden voor gebruik;
  - rechtop zittend of staand innemen met veel water.

Bij de voorlichting bij eerste uitgifte wordt er veel informatie aan de patiënt gegeven. Het is daarom zinvol om tijdens dit gesprek de patiënt te laten zien waar hij deze informatie kan nalezen: op het etiket, in de bijsluiter of in een folder. Bij de afsluiting van dit gesprek kun je vragen of de informatie duidelijk was en of de patiënt de belangrijkste informatie kan samenvatten. Op die manier check je of de informatie is begrepen.

Beclometason/mesalazine-klysma

Nummer
278

Werkzame stoffen
Beclometason en mesalazine

Werking
Dit geneesmiddel wordt gebruikt bij een ontsteking aan het uiteinde van de dikke darm. Beclometason en mesalazine werken ontstekingsremmend.

Bijwerkingen
Misselijkheid, diarree, buikpijn, hoofdpijn, duizeligheid, gewrichtspijn en irritatie van de anus kunnen optreden. Als deze bijwerkingen aanhouden, moet u kontakt opnemen met uw arts.
Als overgevoeligheidsreacties (= jeuk, roodheid, zwelling, huiduitslag of koorts) optreden, moet u kontakt opnemen met uw arts.
Als u vermoedt dat u een bijwerking hebt gekregen die niet in deze bijsluiter staat, moet u kontakt opnemen met uw arts of apotheker.

Wanneer niet gebruiken
U mag dit geneesmiddel niet gebruiken als:
* u overgevoelig bent voor mesalazine of middelen die daarop lijken (= salicylaten, zoals acetylsalicylzuur),
* u overgevoelig bent voor beclometason of andere middelen die hierop lijken (= corticosteroïden),
* u een darminfectie hebt.

Zwangerschap en borstvoeding
Wanneer u zwanger bent of borstvoeding geeft, mag u dit geneesmiddel alleen gebruiken na overleg met uw arts.

Gebruiksaanwijzing
De dosering is, behalve als uw arts anders voorschrijft: voor volwassenen 1 klysma per dag gedurende 2 tot 4 weken of soms langer.
Het klysma voor het slapengaan inbrengen.
Haal het klysma ten minste 3 uur voor het gebruik uit de koelkast zodat het op kamertemperatuur is wanneer u het inbrengt.

Schud het klysma goed om voor het gebruik.
- Ga bij voorkeur op uw zij liggen met uw onderste been gestrekt en uw bovenste been opgetrokken;
- breng de lange tuit zo ver mogelijk via de anus naar binnen in de darm;
- knijp de fles langzaam leeg;
- haal de tuit uit de anus terwijl u de fles ingedrukt houdt;
- blijf zo mogelijk 5 tot 10 minuten liggen om te voorkomen dat de vloeistof er weer uitkomt.

Let op
- Als u een lever- of nieraandoening of een maag- of darmzweer hebt, mag u dit geneesmiddel alleen gebruiken na overleg met uw arts.
- Wanneer dit geneesmiddel niet helpt of wanneer de klachten zich herhalen, moet u advies vragen aan uw arts.

Bewaren
Bewaar de klysma's in de koelkast. De klysma's kunnen verkleuren maar dit heeft geen invloed op de werking.
De beclometason/mesalazine-klysma's zijn dan houdbaar tot de uiterste gebruiksdatum die op het etiket staat.

Als u nog vragen hebt, kunt u terecht bij uw apotheker.

Samenstelling
Beclometason/mesalazine-klysma FNA bevat per klysma van 100 gram 3 mg beclometasondipropionaat en 1-4 g mesalazine en als conserveermiddel methylparahydroxybenzoaat.
Verder bevat het carbomeer 974P, dinatriumedetaat, natriumpyrosulfiet, propyleenglycol en trometamol.

Deze geneesmiddelinformatie wordt uitgegeven door de Koninklijke Nederlandse Maatschappij ter bevordering der Pharmacie in samenwerking met de Koninklijke Nederlandse Maatschappij tot bevordering der Geneeskunst.

Copyright KNMP/KNMG 1996

Figuur 4.1
Voorbeeld van een patiëntenbijsluiter bij eerste uitgifte (bron: KNMP).

4.2.2 Voorlichting bij tweede uitgifte

Bij de voorlichting bij de tweede uitgifte van een geneesmiddel kan de patiënt al iets vertellen over zijn ervaringen met het middel. Nodig hem uit tot het stellen van vragen en te vertellen over wat hij merkt van de werking en eventuele bijwerkingen van het geneesmiddel. Dit kan met een eenvoudige vraag: 'Ik ben benieuwd hoe het geneesmiddel is bevallen?' Vraag de patiënt of hij problemen ervaart in het geneesmiddelgebruik. Op die manier kun je gericht advies geven en draag je bij aan een betere therapietrouw.

4.3 Het adviesgesprek

In een adviesgesprek staat het vragen om en het geven van advies centraal. De patiënt heeft een vraag of een probleem en vraagt hiervoor het advies van de apotheekmedewerker. Soms wijst de huisarts een patiënt door naar de apotheek voor advies, bijvoorbeeld voor advies over incontinentiemiddelen. Bij voorkeur vindt een dergelijk gesprek plaats in een aparte ruimte en niet aan de balie.

4.3.1 Advies bij zelfzorg

Om goed advies te geven, is het belangrijk dat de vraag van de patiënt helder is. Voor adviezen over zelfzorgartikelen wordt vaak gebruikgemaakt van de Zelfzorgstandaarden van WINAp (Wetenschappelijk Instituut Nederlandse Apothekers). In de standaarden voor zelfzorg staan de vragen en adviezen die belangrijk zijn voor een goed zelfzorgadvies. Achtergrondinformatie over elke standaard is te vinden in de toelichting op die standaard.

standaarden

Volgens de methode van de standaarden voor zelfzorg staan in het adviesgesprek de volgende vragen centraal:
- Wat moet je weten om een goed advies te kunnen geven? Je kunt hiervoor gebruikmaken van de zogenaamde 'WHAM-vragen':
  - W: voor Wie is het advies bedoeld: 'Is het voor u zelf?'
  - H: Hoe lang heeft de patiënt al last van de verschijnselen?
  - A: wat heeft de patiënt er zelf Al aan gedaan?
  - M: gebruikt de patiënt Medicijnen voor een andere aandoening?
- Vragen ter verduidelijking zijn vaak noodzakelijk om te achterhalen waarover de patiënt advies wil. Het is de kunst om goed vragen te stellen en door te vragen om vervolgens tot een samenvatting te komen: 'Dus als ik het goed begrijp, wilt u weten of ...?'
- Verschijnselen: om welke verschijnselen gaat het? Bijvoorbeeld koorts: hoe lang, hoe hoog, continu?
- Medicatie: welke andere geneesmiddelen gebruikt de patiënt? Het gaat hierbij om alle geneesmiddelen die de patiënt gebruikt, zowel de middelen die hij op voorschrift van een arts krijgt als de geneesmiddelen voor zelfzorg.
- Wanneer naar de huisarts verwijzen? Per aandoening wordt be-

WHAM

sproken wat redenen zijn om naar de huisarts te verwijzen. Soms is dit de duur van de klachten, bijvoorbeeld wanneer diarree langer dan twee weken duurt. Ook kan de leeftijd van de patiënt een reden zijn om naar de huisarts te verwijzen, bijvoorbeeld wanneer er bij een baby jonger dan zes maanden sprake is van hoest.
- Duur van de zelfbehandeling: deze is per klacht verschillend.
- Advies bij deze aandoening: een advies kan ingaan op voedingsadviezen, een leefstijladvies of de aanbeveling van een zelfzorggeneesmiddel. Wanneer een patiënt klaagt over brandend maagzuur is het vermijden van vet en sterk gekruid voedsel aan te raden. Daarnaast kan je de patiënt, wanneer dit van toepassing is, adviseren niet te roken. Ook is er een aantal zelfzorggeneesmiddelen dat je de patiënt kunt adviseren.
- Bij een zelfzorgadvies is het belangrijk dit advies te baseren op je vakkennis. Wanneer je dit advies baseert op alleen eigen ervaringen, ben je niet professioneel bezig.
- In de standaard is een overzicht opgenomen van eerstekeuzemiddelen bij een aandoening. Het is belangrijk dat het advies zich niet beperkt tot één mogelijkheid: er moet voor de patiënt iets te kiezen zijn. Bij een advies over een zelfzorgmiddel is het goed om verschillende alternatieven te noemen. De patiënt kan dan zelf kiezen welk middel hem het meest geschikt of makkelijk te gebruiken lijkt.

Categorieën geneesmiddelen

Geneesmiddelenwet

In de Geneesmiddelenwet worden vier categorieën geneesmiddelen beschreven:
- UR-geneesmiddelen: deze worden uitsluitend op recept verstrekt.
- UA-geneesmiddelen: deze worden uitsluitend door de apotheek verstrekt.
- UAD-geneesmiddelen: uitsluitend verkrijgbaar in apotheek en drogist.
- AV-geneesmiddelen: deze zijn algemeen verkrijgbaar, bijvoorbeeld in de supermarkt en benzinestation.

Voor UR- en UA-geneesmiddelen geldt dat de apotheek medicatiebewaking moet uitvoeren. Dat wil zeggen dat deze verstrekkingen op naam van de patiënt in de computer worden ingevoerd in het elektronisch patiëntendossier.

4.3.2 Advies bij geneesmiddelengebruik

De patiënt geeft soms zelf aan eens wat uitgebreider te willen praten over zijn geneesmiddelgebruik, bijvoorbeeld wanneer hij bijwerkingen ervaart. Hij kan dan vragen om een persoonlijk consult. Ook de apothekersassistent of apotheker kan een reden hebben om het geneesmiddelgebruik van een patiënt eens samen met de patiënt door te spreken, bijvoorbeeld als er een vermoeden is dat het geneesmiddelgebruik niet helemaal goed loopt.

Ook een landelijke themaweek kan voor de apotheek aanleiding zijn de patiënt uit te nodigen voor een gesprek. Het doel van het gesprek is om:
– de ervaringen van de patiënt te bespreken, waarbij bijwerkingen expliciet aan de orde komen;
– de effecten van de geneesmiddelen op een rij te zetten;
– eventuele problemen met het gebruik in kaart te brengen en zoeken naar een oplossing;
– nogmaals de gebruiksinstructie verduidelijken;
– inzicht te krijgen in het geneesmiddelgebruik.

4.4 Het slechtnieuwsgesprek

slecht nieuws

Bij 'slecht nieuws' in de apotheek kun je denken aan: het geneesmiddel is niet in voorraad, het geneesmiddel wordt niet vergoed, het geneesmiddel wordt niet verstrekt omdat er sprake is van overgebruik, er is een verkeerd geneesmiddel afgeleverd enzovoort. Slecht nieuws is niet leuk om te geven, maar al helemaal niet leuk om te ontvangen! Om een slechtnieuwsgesprek zo goed mogelijk te laten verlopen, kun je het best de volgende drie stappen (globaal) aanhouden:
– Deel het slechte nieuws – na een korte inleiding – kort en bondig mee.
– Geef ruimte voor de reactie en vragen van de patiënt en beantwoord deze.
– Probeer, waar mogelijk, mee te denken over een oplossing.

Deel het slechte nieuws – na een korte inleiding – kort en bondig mee
Het gaat erom dat je niet er omheen draait. Er is iets mis gegaan en dat moet je de patiënt vertellen. Geen uitgebreid verhaal, maar: 'U komt uw medicijnen ophalen, maar ik ben bang dat er iets mis is gegaan.' En dan het slechte nieuws: 'Toen we dit recept vergeleken met uw medicatiegegevens van vorige keren, bleek dat u de vorige keer een andere, verkeerde dosering hebt gehad.'

Geef ruimte voor de reactie en vragen van de patiënt en beantwoord deze
De reactie van de patiënt kan heel verschillend zijn: boos, geschrokken, ongerust. Probeer je in te leven in de reactie van de patiënt: 'Ik begrijp dat u hiervan schrikt.' Wanneer de patiënt de eerste emoties heeft geuit, komen er meestal vragen: 'Hoe heeft dit kunnen gebeuren, is er geen controle?', 'Is dit schadelijk voor mijn gezondheid, wat betekent dit precies?' Beantwoord de vragen duidelijk en eerlijk.

Probeer, waar mogelijk, mee te denken aan een oplossing
Wanneer het slechte nieuws een verkeerde levering betreft, is er geen andere oplossing mogelijk dan de verzekering dat je met de apotheker gaat kijken hoe dit heeft kunnen gebeuren en hoe dit in de toekomst zo veel mogelijk kan worden voorkomen.
Andere problemen – bijvoorbeeld een geneesmiddel is tijdelijk niet leverbaar – kunnen soms wel worden opgelost: het geneesmiddel betrekken van een andere apotheek, in overleg met de arts iets anders, gelijkwaardigs afleveren enzovoort.

4.5 Klachtafhandeling

Soms zul je als apothekersassistent een klacht moeten afhandelen. Klachten ontstaan door (vermeende) fouten, het niet-nakomen van afspraken, bejegening (bijv. onvriendelijk gedrag) of de organisatie in de apotheek (bijv. lange wachttijden).

Een klachtgesprek bestaat uit een aantal fasen:
– Luisteren naar de klacht. Hierbij is het belangrijk dat de patiënt zonder onderbreking zijn verhaal kan vertellen. Neem de klacht serieus en laat de patiënt stoom afblazen.

- Begrip tonen. In deze fase laat je de patiënt weten dat je begrip hebt, óók als het naar jouw mening om iets heel onbenulligs gaat. Je kunt dit aangeven met: 'Ik begrijp dat dit heel vervelend voor u is.' of: 'Dat moet een onaangename verrassing zijn geweest.'
- Fout toegeven. Wanneer meteen al duidelijk is dat er in de apotheek iets is fout gegaan en de klacht terecht is, is het goed dit ruiterlijk toe te geven. Wanneer onduidelijk is of er inderdaad sprake is van een fout of een terechte klacht, kun je afspreken dat je zult uitzoeken wat er precies aan de hand is. Het kan zijn dat er sprake is van een misverstand. Spreek in dat geval met de patiënt af wanneer je hierover contact zult opnemen.

Soms heb je al snel in de gaten dat het om een ernstig incident gaat of een hele boze of geschrokken patiënt. In dat geval is het beter om de patiënt mee te nemen naar een aparte ruimte en de apotheker te vragen het gesprek te voeren.

4.6 Het telefoongesprek

Veel gesprekken met patiënten gaan telefonisch. Hoewel het om mondelinge voorlichting gaat, mis je belangrijke informatie omdat de visuele component van communicatie ontbreekt. Je kunt de gezichtsuitdrukking, houding en gebaren van de patiënt niet waarnemen. Je kunt dus niet zien of de patiënt de informatie begrijpt, een reactie geeft of misschien zelf iets wil zeggen of vragen. Dit betekent dat je extra aandacht moet hebben voor wat de patiënt zegt en hoe dit wordt gezegd. De patiënt krijgt ook weinig non-verbale signalen door. Je moet dus extra duidelijk zijn in je communicatie.

Waarop moet je letten bij telefonische voorlichting?
- Praat rustig en zorg voor voldoende pauzes.
- Let op aarzelingen en stembuigingen bij de patiënt.
- Stel zo veel mogelijk open vragen.
- Zorg voor een goede structuur.
- Sluit af met een samenvatting.
- Bied aan schriftelijk materiaal op te sturen.

- Nodig zo nodig de patiënt uit om langs te komen of bied een huisbezoek aan.

4.7 Wat als de patiënt geen informatie wil?

Soms zit je in de situatie dat jij de patiënt informatie wilt geven en de patiënt dit niet wil. Omdat hij geen tijd heeft, van mening is dat deze informatie niet nodig is of een herhaling van eerdere informatie. Wanneer je vindt dat het toch nodig is dat de patiënt de informatie krijgt, zul je proberen de patiënt te overtuigen. Dit kan je doen door aan te geven dat de informatie belangrijk is of dat er sprake is van nieuwe informatie. De patiënt kan dan besluiten om toch even tijd te nemen om naar je te luisteren. Wanneer de patiënt gehaast is, kun je voorstellen om op een later moment of eventueel via de telefoon, de informatie uit te wisselen.

Als de patiënt onwillig blijft, kun je wijzen op eventuele schriftelijke informatie op het etiket, de bijsluiter of in een folder. Benadruk in dat geval dat het belangrijk is dit te lezen en te bellen wanneer deze informatie vragen oproept.

Bedenk ook dat als een patiënt echt niet wil, dit zijn eigen verantwoordelijkheid is.

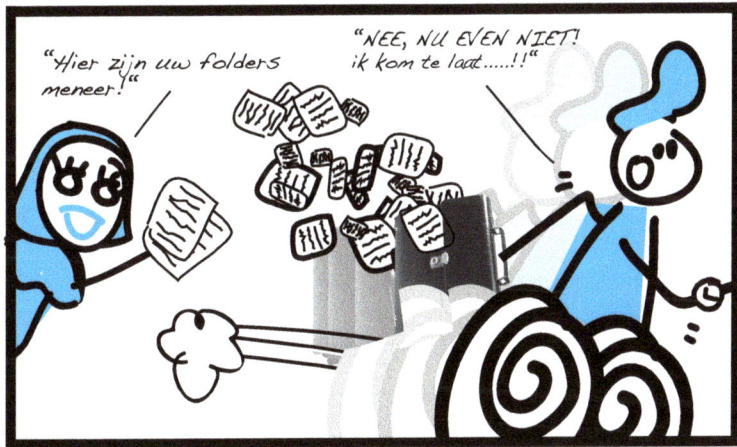

Figuur 4.2
'Gooi maar in mijn pet!'

5 Schriftelijke voorlichting

leerdoelen Aan het eind van dit hoofdstuk weet je:
- de functie en kwaliteitskenmerken van schriftelijke voorlichting te beschrijven;
- hoe je schriftelijke voorlichting kunt beoordelen;
- op welke voorlichtingsstappen schriftelijke voorlichting invloed kan hebben;
- wat de toepassingsmogelijkheden van affiches zijn.

5.1 Inleiding

Folders, bijsluiters, patiëntenbrieven – veel informatieoverdracht vindt plaats via schriftelijke voorlichting. Naast het voorlichtingsgesprek vormen ze het belangrijkste hulpmiddel in de voorlichting aan patiënten. Sommige assistenten maken te weinig gebruik van de mogelijkheden die folders bieden. Anderen verwachten er juist erg veel van en geven te pas en te onpas een folder mee. Hoe kun je dit hulpmiddel effectief gebruiken? Wat heeft de patiënt er aan? Wat zijn de beperkingen van schriftelijke voorlichting? Hoe kun je folders selecteren? Deze onderwerpen komen in dit hoofdstuk aan de orde.

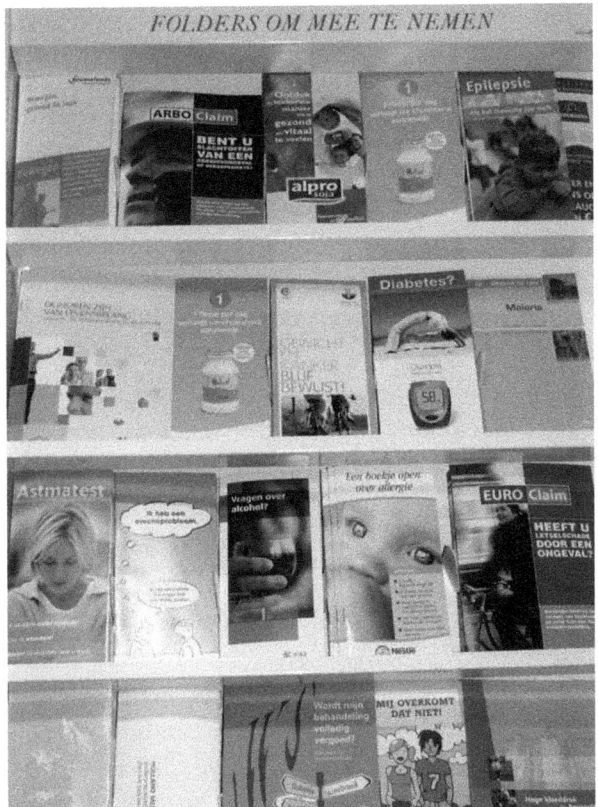

Figuur 5.1
Een goed geordend folderrek.

5.2 Schriftelijke voorlichting; kenmerken en beperkingen

WAT STAAT ERIN?

standaard-
informatie

Schriftelijk voorlichtingsmateriaal bevat standaardinformatie over gezondheid, ziekten of aandoeningen, therapieën, geneesmiddelen enzovoort. De informatie is voor iedereen hetzelfde. Een goede folder of bijsluiter geeft antwoord op de meeste vragen die er bij de doelgroep leven.
In veel folders staan ook plaatjes. Deze maken de folder aantrekkelijker. Soms helpen ze de boodschap duidelijker te maken, bijvoorbeeld bij de uitleg over inhalatietechniek.

Schriftelijke informatie kan dienen als geheugensteun: thuis kan de patiënt de informatie nog eens nalezen. Mede hierdoor kan schriftelijke voorlichting dieper ingaan op allerlei facetten van een bepaalde ziekte of aandoening dan mondelinge voorlichting dat kan doen. De patiënt hoeft niet in één keer alles te onthouden maar kan de informatie opnieuw raadplegen. Een voordeel hierbij is dat de informatie in het eigen tempo kan worden geraadpleegd.

EENRICHTINGSVERKEER

Schriftelijke voorlichting is eenrichtingsverkeer. Je krijgt geen directe reactie van de patiënt, de feedback ontbreekt. Hierdoor weet je niet of de lezer de informatie begrijpt of heeft gelezen en of de informatie nieuwe vragen heeft opgeroepen. Wanneer je de patiënt een folder meegeeft, kun je er de volgende keer wel naar vragen.

BEROEP OP DE LEESVAARDIGHEID

Schriftelijke voorlichting doet een beroep op de leesvaardigheid van mensen. Ga er niet automatisch van uit dat geschreven tekst door iedereen wordt begrepen. In Nederland wonen ongeveer anderhalf miljoen zogeheten 'functioneel analfabeten'. Dit zijn mensen die niet kunnen lezen of heel veel moeite hebben met lezen en schrijven. Voor hen is het heel moeilijk om informatie uit een geschreven tekst te halen. Van deze groep functioneel analfabeten, behoort een derde deel tot de allochtone bevolking. Tweederde van alle functioneel analfabeten zijn dus autochtone Nederlanders! Mensen met een beperkte leesvaardigheid kun je met schriftelijke voorlichting dus niet goed bereiken.

DE PATIËNT SELECTEERT

Niet elke folder of bijsluiter die je meegeeft, wordt gelezen. De patiënt maakt een selectie in wat hij wel en wat hij niet leest. Je weet dus niet of de schriftelijke informatie overkomt.

5.3 Schriftelijk voorlichtingsmateriaal

FOLDERS EN BROCHURES

Een folder is een gevouwen vel papier en geeft een beperkte hoeveelheid informatie over een onderwerp. Een brochure is een klein boekje. Doordat er meer ruimte is, is het mogelijk wat dieper op een ziekte of therapie in te gaan.

Er zijn voor de apothekersassistent drie manieren om patiënten in contact te brengen met folders of brochures. Je kunt:
- ze neerleggen in de wachtruimte;
- ze persoonlijk overhandigen;
- de patiënt verwijzen naar folders elders.

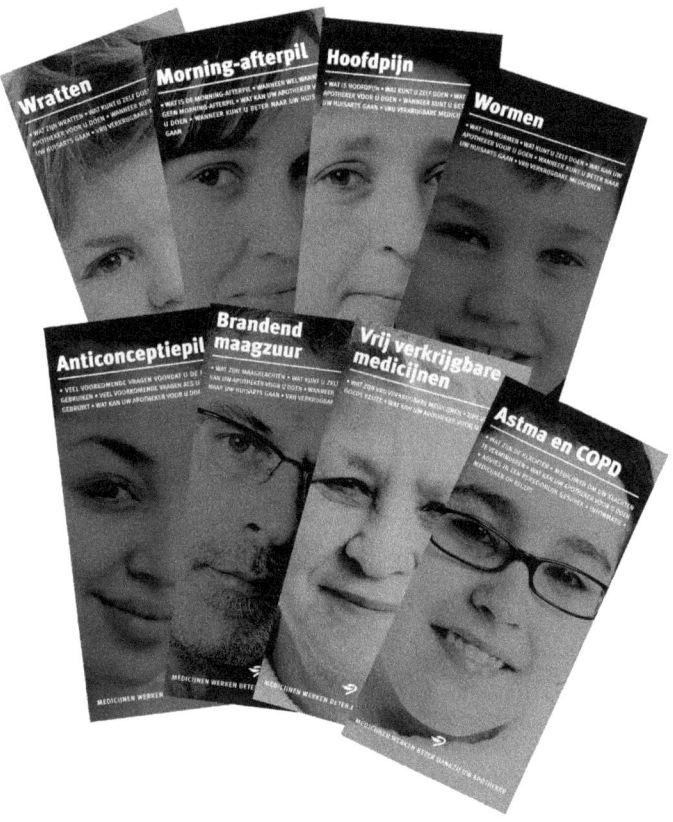

Figuur 5.2
Folders voor in de wachtruimte.

FOLDERS VOOR DE WACHTRUIMTE

Wanneer je folders in de wachtruimte legt, kan iedereen ze meenemen. Op die manier bereik je veel mensen. De folders die je in de wachtruimte neerlegt, dienen als eerste kennismaking met een onderwerp. Een nadeel van folders in de wachtruimte is dat je niet weet wie de folder meeneemt en wat hij met de informatie doet. Het is zinvol om de inhoud van het folderrek in de publieksruimte regelmatig te wisselen. Door de afwisseling blijft het folderrek voor de patiënt interessant en het aantal folders dat kan worden getoond, is groter. Zo kun je bijvoorbeeld de folders in het rek aanpassen aan een bepaald thema, zoals diabetes, hart- en vaatziekten of kinderen, of aan het seizoen, zoals grieppik of zonnebrand. Onderwerpen die geschikt zijn voor wachtruimtefolders:

folderrek

wachtruimte-folder

- gaan over gezondheid in het algemeen en zijn op veel mensen van toepassing;
- gaan over eenvoudige, veel voorkomende gezondheidsproblemen zoals hoofdluis of verkoudheid;
- gaan ook juist over onderwerpen die in de taboesfeer liggen: incest, aids of kindermishandeling; de patiënt kan zo anoniem informatie verkrijgen.

FOLDERS OM PERSOONLIJK TE OVERHANDIGEN

meegeeffolder

Je kunt je voorlichtingsgesprek ondersteunen met het uitreiken van een folder (meegeeffolder). Je kunt de folder samen met de patiënt doornemen en aangeven wat voor hem vooral van belang is. Je kunt ook als afsluiting van een voorlichtingsgesprek een folder meegeven: 'Hierin kunt u alles nog een nalezen. De volgende keer kunnen we dan bespreken of er nog meer is wat u wilt weten.' Wanneer je een folder persoonlijk meegeeft, heeft deze vaak meer effect.

BIJSLUITERS

Een bijsluiter geeft informatie over een specifiek geneesmiddel. Hierin staat informatie over:
- de werking;
- mogelijke bijwerkingen;
- de gebruiksinstructie;
- interacties met andere geneesmiddelen;
- eventuele contra-indicaties.

Het doel van de bijsluiter is de patiënt te informeren over de eigenschappen van het geneesmiddel dat hij gaat gebruiken. Hoewel er de afgelopen jaren steeds meer aandacht is voor de begrijpelijkheid van de tekst in de bijsluiter, staan er nog vaak medische termen in die onbekend zijn bij het publiek.

bijwerkingen — Ook is de informatie over bijwerkingen voor patiënten onduidelijk. Vaak wordt er een hele rij bijwerkingen opgesomd die bij de patiënt alleen maar vragen oproept, zoals: 'Krijgt iedereen er last van, hoe merk je dat en wat moet je doen als bijwerkingen optreden?' Soms kun je gebruiksinstructies geven die de kans op bijwerkingen voorkomen.

De vormgeving en lettergrootte van de tekst in veel bijsluiters scoren relatief slecht. Sommige geneesmiddelfabrikanten besteden hieraan weinig aandacht: een propvolle bijsluiter in kleine lettertjes is dan het gevolg.

In diverse computersystemen zijn bijsluiters opgenomen. Voorbeelden hiervan zijn de 'patiënteninformatiefolders' die in diverse apotheeksystemen worden gebruikt. Ook zijn er bijsluiters die gaan *interactiefolder* — over combinaties van geneesmiddelen: de interactiefolders.

ZORGBOEKEN

zorgboek — Naast bijsluiters, folders en brochures zijn er zorgboeken. Dit zijn boeken over een bepaalde aandoening, die door de apotheek worden verkocht. Het is een vorm van patiëntgerichte voorlichting. De zorgboeken zijn ontwikkeld voor patiënten en hun naasten. Door de eenvoudige taal, overzichtelijke opzet en vormgeving zijn ze toegankelijk voor iedere lezer. De informatie in de boeken is van een hoog niveau en de boeken geven volledige informatie.

Naast de medische aspecten (medische achtergronden, behandelingen, medicijnen) is er ruim aandacht voor de belevingskant, het effect op de dagelijkse levensverrichtingen en de zorgverlening. Alle boeken hebben hoofdstukken met adressen en aanvullende informatiebronnen. De zorgboeken zijn zeer geschikt als aanvulling op de eigen voorlichting in de apotheek. Patiënten kunnen de informatie die je gegeven hebt, in het boek nog eens nalezen. Bovendien wordt de zelfzorg maximaal ondersteund. Behalve de medische informatie zijn er ook praktische hoofdstukken over het gebruik van medicijnen, hulpmiddelen, oefeningen, het toepassen

Interactiefolder I-01

Combinatie van een bloedverdunnend middel en een ander geneesmiddel

Geachte mevrouw/heer,

In uw apotheek wordt bijgehouden welke geneesmiddelen u gebruikt.
Onderstaande geneesmiddelen die aan u zijn voorgeschreven, kunnen een **wisselwerking** met elkaar hebben.
In deze folder vindt u informatie over de mogelijke gevolgen van deze wisselwerking en een advies hoe u hiermee moet omgaan.

Volgens onze gegevens gebruikt u een antistollingsmiddel, ook wel **bloedverdunnend middel** genoemd,

namelijk:..................................

Uw arts heeft u het volgende middel voorgeschreven,

namelijk:..................................

Gevolgen van de wisselwerking
Dit middel kan de werking van het antistollingsmiddel beïnvloeden.
Soms is het nodig dat de dosering van het antistollingsmiddel wordt aangepast wanneer u deze twee geneesmiddelen samen moet gebruiken.

Advies
De apotheek geeft de nieuwe medicatie door aan de Trombosedienst. Soms is afgesproken dat u zelf de nieuwe medicatie doorgeeft aan de Trombosedienst. Informeer bij uw apotheek wanneer u niet weet wat er is afgesproken.
We raden u aan ook contact op te nemen met de Trombosedienst wanneer de dosering van het nu voorgeschreven middel verandert of wanneer u ermee stopt.
De Trombosedienst kan zo nodig uw bloedverdunningsschema aanpassen.

september 2003

Voor meer informatie kunt U altijd bij uw apotheek terecht.

Apotheek Twekkelerveld

Figuur 5.3
Een interactiefolder.

van leefregels, gezondheidsvoorlichting enzovoort. Daarnaast worden tal van praktische zaken rond ziekte uitgebreid beschreven: aanvullende hulpverlening, hulpmiddelen, vergoedingsregelingen, patiëntenorganisaties enzovoort. Kortom, een zeer praktische aanvulling op de voorlichting in de apotheek.

DE AFFICHES

In bijna elke wachtruimte hangen wel affiches. Het is een middel dat selectief toegepast moet worden: een wachtruimte met tien affiches schiet het doel van aandacht vragen voorbij. Het lijkt dan meer op een soort behang dan op iets waaruit je informatie kunt halen.
Affiches zijn geschikt om een korte boodschap met weinig tekst over te brengen. Ze worden gebruikt om bijvoorbeeld voorlichtingsbijeenkomsten, nieuw voorlichtingsmateriaal, een informatieve website of voorlichtingscampagnes aan te kondigen.
Je kunt de affiches het beste op ooghoogte ophangen. Als je er een aantal wilt ophangen, zorg er dan voor dat ze de ruimte hebben. Hang ze bij voorkeur tegen een contrasterende achtergrond. Soms verwijst een affiche naar een folder. Zorg er dan voor dat je de folder ook in huis hebt.
Het is zinvol om de affiches die je in de publieksruimte hebt gehangen regelmatig te controleren: zijn ze nog actueel, zien ze er nog aantrekkelijk uit? Af en toe de collectie wijzigen zorgt voor nieuwe aandacht van patiënten.

5.4 Selecteren van folders

Door de hoeveelheid folders zie je soms door de bomen het bos niet meer. Veel folders worden gemaakt door de farmaceutische industrie. Bij deze folders kun je onderscheid maken tussen voorlichtingsfolders en reclamefolders.
Je moet bij het gebruik van folders keuzes maken. Waar kun je op letten bij de selectie? We geven een aantal tips:

visie van de apotheek
– Allereerst is het belangrijk dat de folder past bij de visie van de apotheek. Zo kan men in de apotheek het standpunt hebben dat gezonde voeding voldoende vitamines bevat. In dat geval zijn folders over vitaminepreparaten voor vijftigplussers in strijd met de visie van de apotheek.
– Voor zowel de meegeeffolders als voor de wachtruimtefolders geldt: overdaad schaadt. Je kunt je het beste beperken in het aantal folders. Voor de wachtruimte geldt ook dat de folders over-

zichtelijk gerangschikt moeten zijn, zodat patiënten makkelijk kunnen vinden wat ze zoeken.

Denk bij het selecteren ook aan de volgende punten:

DOELGROEP

Een goede folder is afgestemd op een bepaalde groep lezers: de doelgroep. De folder moet aansluiten bij het lees- en begripsniveau, de kennis, de interesse, leeftijd en culturele achtergrond van de doelgroep.

DOELSTELLING

Schriftelijk materiaal moet aansluiten bij wat je met je voorlichting wilt bereiken. Sommige bijsluiters schieten hun doel voorbij en geven alle informatie over een geneesmiddel, tot en met de chemische samenstelling. De patiënt moet zelf de voor hem bruikbare informatie er maar uitschiften.
De ene folder over bijvoorbeeld botontkalking heeft als doel de ziekte en het verloop te beschrijven. De andere gaat meer over maatregelen die je zelf kunt nemen om het te voorkómen, zoals kalkrijke voeding en meer bewegen. Weer een andere folder probeert de patiënt te motiveren zich aan te sluiten bij een patiëntenvereniging.

INHOUD

Gebruik alleen folders waarvan je de inhoud goed vindt. Ze moeten je eigen mondelinge voorlichting ondersteunen: als er te veel verschillen zijn, komt dat ongeloofwaardig over.
Verder is het belangrijk dat de informatie die wordt gegeven, onafhankelijke informatie is. Soms lijkt een folder objectieve informatie te geven over een bepaalde klacht of aandoening, maar wordt er als remedie tegen deze kwaal slechts één merkmedicijn genoemd – reclame dus.

BEGRIJPELIJKHEID

taalgebruik Het taalgebruik in schriftelijk voorlichtingsmateriaal moet eenvoudig zijn. Ook de lezer met weinig opleiding moet de tekst kunnen begrijpen. Dit betekent dat je moet letten op: woordkeus, zinsbouw en de lengte van de zinnen. Lange zinnen en te veel bijzinnen moeten worden vermeden. Vaktermen, indien noodzakelijk, moeten worden toegelicht. Wanneer er per zin maar één mededeling wordt gedaan, verhoogt dit de begrijpelijkheid.

VORMGEVING

Ook het uiterlijk van een folder is belangrijk: een aantrekkelijke folder wordt sneller gelezen. Vooral voor wachtruimtefolders is dit belangrijk. Met kleur en illustraties wordt de aandacht van de lezer geleid. Ook het lettertype en de lettergrootte zijn van invloed. Nog steeds worden er folders en bijsluiters gemaakt in een erg klein lettertype: er past dan veel informatie op een beperkte ruimte. Vooral voor ouderen en slechtzienden is dit een belemmering om de bijsluiter te kunnen lezen.

Het gebruik van tekeningen en foto's kan een tekst verduidelijken. Ook een overzichtelijke indeling, voorzien van 'kopjes', geeft de lezer houvast bij het lezen. Hij heeft snel een overzicht waar welke informatie staat.

5.5 Voorlichtingsstappen bij schriftelijke voorlichting

OPENSTAAN

Een patiënt die niet openstaat voor voorlichting, leest uit zichzelf geen bijsluiter of folder. De folders die je in de wachtruimte opstelt, moeten daarom veel aandacht trekken. Dit gebeurt als het onderwerp de lezer interesseert of als een folder door de vormgeving opvalt.

Als je in gesprek bent met de patiënt, kun je hem helpen open te gaan staan voor voorlichting. Hier gelden dezelfde voorwaarden als bij mondelinge voorlichting: zorg voor rust, onderzoek de vraag van de patiënt en ga in op emoties als angst, schaamte of boosheid. Pas dan kan er aandacht ontstaan voor wat je te zeggen hebt en misschien ook voor de schriftelijke informatie die je meegeeft.

20 mg tablet
30 mg tablet
Filmomhulde tabletten

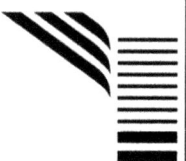

PATIËNTENINFORMATIE
Wij raden u aan deze patiënteninformatie te lezen voordat u ▆▆▆ gaat gebruiken. Als u daarna nog vragen heeft, kunt u uw arts, apotheker of ▆▆▆ raadplegen. Het is altijd handig de verpakking te bewaren, want hierop staat het chargenummer waaraan de fabrikant het product kan herkennen. Dit geneesmiddel is aan u persoonlijk voorgeschreven, geef dit geneesmiddel niet door aan anderen. Dit geneesmiddel kan schadelijk voor hen zijn, zelfs als de verschijnselen dezelfde zijn als waarvoor u het geneesmiddel heeft gekregen.

WAT IS ▆▆▆ 20 MG TABLET / ▆▆▆ 30 MG TABLET?
▆▆▆ is een geneesmiddel in de vorm van filmomhulde tabletten. ▆▆▆ filmomhulde tabletten behoren tot een groep van geneesmiddelen tegen depressies die *selectieve serotonine heropnameremmers* ('SSRI's') heten. Hierdoor worden klachten door serotoninetekort in de hersenen verminderd (zie ook 'Hoe werkt ▆▆▆?').
▆▆▆ 20 mg tablet is wit en ovaal. Aan één kant staat de tekst ▆▆▆ 20 en de andere kant heeft een breukgleuf. ▆▆▆ 30 mg tablet is blauw en ovaal. Aan één kant staat de tekst ▆▆▆ 30 en de andere kant heeft een breukgleuf. De werkzame stof in ▆▆▆ is ▆▆▆.
Een filmomhulde tablet ▆▆▆ 20 mg tablet bevat 20 milligram ▆▆▆ (als hydrochloride hemihydraat). Een filmomhulde tablet ▆▆▆ 30 mg tablet bevat 30 milligram ▆▆▆ (als hydrochloride hemihydraat). Verder bevatten de tabletten calciumwaterstoffosfaatdihydraat (E341), hypromellose (E464), natriumzetmeelglycollaat, magnesiumstearaat (E470b), polyethyleenglycol 400, polysorbaat 80 (E433) als hulpstoffen. ▆▆▆ 20 mg tablet bevat als kleurstof titaandioxide (E171). ▆▆▆ 30 mg tablet bevat als kleurstoffen titaandioxide (E171), indigokarmijn (E132). ▆▆▆ is alleen op recept verkrijgbaar. ▆▆▆ is verkrijgbaar in verpakkingen met 30 of 50 filmomhulde tabletten in doordrukstrip of 250 filmomhulde tabletten in flacon.

bewegingsdrang, zoals niet kunnen stilzitten of stilstaan, gewoonlijk vergezeld van een gevoel van onrust. Hierop is de meeste kans in de eerste weken van de behandeling. Wanneer u gedurende deze aanvangsperiode of de behandeling deze symptomen herkent, waarschuw dan onmiddellijk uw behandelend arts.
- Heel zelden kan zich een bepaald syndroom (serotoninesyndroom) voordoen dat samenhangt met een behandeling met ▆▆▆ met name wanneer dit wordt gegeven in combinatie met andere geneesmiddelen tegen psychoses en depressies. Kenmerkend is een combinatie van enkele van de volgende symptomen: verhoogde lichaamstemperatuur, stijfheid, spiersamentrekkingen (myoclonus), snelle schommelingen van de vitale functies, veranderingen van de geestestoestand waaronder verwarring, geïrriteerdheid, extreme opwinding die leidt tot delirium en coma. Wanneer u enkele van deze symptomen tezamen herkent, waarschuw dan onmiddellijk uw behandelend arts.
- Als u eerder een manie heeft gehad (een geestestoestand waarbij u in een uitgelaten stemming verkeert, lijdt aan zelfoverschatting, ongeremd en overactief bent), moet u extra voorzichtig zijn met ▆▆▆
- Als u een gestoorde nier- of leverfunctie heeft of heeft gehad, moet u dit uw arts mededelen voordat u begint met het gebruik van ▆▆▆
- Bij patiënten met diabetes kan de behandeling met een SSRI zoals ▆▆▆ de glykemische controle veranderen. De dosering insuline en/of andere middelen voor diabetes moet misschien worden aangepast.
- Als u eerder een epileptische aanval heeft gehad, moet u extra voorzichtig zijn met ▆▆▆
- Als u een toeval (insult) krijgt, moet u het gebruik van ▆▆▆ (in overleg met uw arts) stoppen.
- Als u lijdt aan glaucoom (een aandoening van het oog die zich kenmerkt door een verhoogde oogboldruk), moet u extra voorzichtig zijn met

Figuur 5.4
Dit maakt het er niet echt duidelijker op...

BEGRIJPEN

Folders moeten aansluiten bij de bestaande kennis van de patiënt en antwoord geven op zijn vragen. Als aan deze voorwaarden is voldaan, zijn folders bij uitstek geschikt om informatie over te dragen en de stap 'begrijpen' te ondersteunen.

De wachtruimtefolders moeten de patiënt uitnodigen te gaan lezen en moeten boeiend zijn. De patiënt moet ze zelfstandig kunnen lezen en begrijpen.

Bij de folder die je gebruikt om je voorlichtingsgesprek te ondersteunen, kun je de passages die je samen hebt besproken of die belangrijk zijn, met een pen aanstrepen. In de folder moet wel hetzelfde staan als wat jij gezegd hebt.

WILLEN

Motivatie is moeilijk te beïnvloeden met schriftelijke voorlichting. Soms werkt het zelfs omgekeerd: een patiënt die in de bijsluiter een hele opsomming van mogelijke bijwerkingen leest, zal soms besluiten dit middel niet in te nemen – je zou er nog ziek van worden! Wanneer je deze nadelige effecten vooraf hebt besproken en waar nodig genuanceerd, weet de patiënt waar hij aan toe is. Ook zal hij zich serieus genomen voelen in zijn behoefte aan informatie. Een folder of bijsluiter kan een motiverend gesprek ondersteunen, niet vervangen.

KUNNEN

Instructies op papier kunnen de vaardigheid om bijvoorbeeld een inhalator te gebruiken, ondersteunen. Een puntsgewijze beschrijving van elke stap, voorzien van een schematische tekening geeft de patiënt houvast bij het op de juiste wijze leren inhaleren. Maar ook hieraan gaat een mondelinge instructie vooraf.

DOEN EN BLIJVEN DOEN

Nieuw gedrag aanleren en volhouden is moeilijk. Het duurt meestal lang voordat het een onderdeel wordt van het dagelijks leven. Goede begeleiding is daarom nodig. Schriftelijk materiaal kan deze begeleiding ondersteunen. Wanneer iemand een caloriebeperkt dieet moet houden, is het handig om een overzicht te hebben van voedingsmiddelen die worden aanbevolen. Ook een folder met recepten die in het dieet passen, kan helpen om met de nieuwe eetgewoonte vertrouwd te raken.

5.6 Het gebruik van folders in de praktijk

Een voorbeeld van het opzetten van een foldersysteem in de apotheek is de Stichting Uitgifte Informatie (SUI). Deze stichting ondersteunt de openbare apotheek met schriftelijke voorlichting. De activiteiten van de SUI zijn gericht op het verbeteren van voorlichting over geneesmiddelen en ziekten. Hiermee sluiten zij aan op de doelstelling van farmaceutische patiëntenzorg. Belangrijk aandachtspunt hierbij is de werkbaarheid in de dagelijkse praktijk.
De SUI maakt gebruik van het Uitgifte Informatie Bestand. Dit bestand geeft ondersteunende informatie aan apothekers(-assistenten) en publiek, bij het afleveren van geneesmiddelen. Deze informatie is gekoppeld aan relevante medicatiesignalen zoals de eerste, tweede, derde uitgifte of herhaaluitgifte van een geneesmiddel. De deelnemende apotheken krijgen de geupdate informatie elke maand aangeleverd.

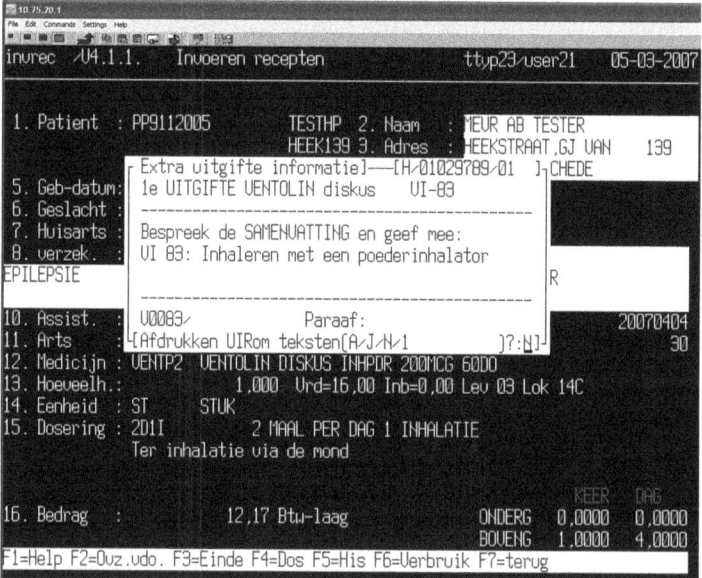

Figuur 5.5
Schermafbeelding Uitgifte Informatie.

5.7 Samenvatting

Om schriftelijke voorlichting effectief te kunnen gebruiken, moet je weten welke folders, brochures en andere materialen er zijn en wat hiervan de inhoud is.
Het is goed om in de apotheek afspraken te maken over het inzetten van schriftelijk voorlichtingsmateriaal. Deze afspraken kunnen gaan over: welk materiaal vinden we geschikt, wie geeft welk materiaal mee, wie zorgt voor het beheer van het materiaal?
Omdat je niet weet of patiënten folders, brochures of bijsluiters ook echt lezen, kun je afspreken er in een volgend contact met de patiënt op terug te komen.

Schriftelijk voorlichtingsmateriaal:
– is een belangrijk hulpmiddel bij de voorlichting;
– kan de mondelinge voorlichting ondersteunen;
– bevat meestal standaardinformatie;
– doet een beroep op de leesvaardigheid van de patiënt.

We maken een onderscheid tussen folders voor de wachtruimte en folders die je persoonlijk aan de patiënt overhandigt. Omdat er een enorm aanbod aan folders is, is het belangrijk een selectie te maken. Bij deze selectie moet je rekening houden met doelgroep, doelstelling en inhoud. Ook de begrijpelijkheid (eenvoudig) en de vormgeving (aantrekkelijk) zijn punten waarop je kunt selecteren. Met schriftelijke voorlichting kun je vooral de voorlichtingsstap 'begrijpen' beïnvloeden.

Websites
www.sui.nl
www.nigz.nl
www.consumed.nl

6 Andere vormen van voorlichting: audiovisueel en internet

leerdoelen Aan het eind van dit hoofdstuk heb je kennis over:
- andere vormen van voorlichting;
- de mogelijkheden en beperkingen van internet.

6.1 Audiovisuele voorlichting

cd-rom of dvd Bij audiovisuele voorlichting maak je gebruik van cd-rom of dvd om voorlichting of instructie te geven. Hierbij worden geluid en beelden gecombineerd. De patiënt ontvangt via twee kanalen – het oog en het oor – tegelijk informatie. Hierdoor wordt de informatie meestal beter onthouden.
Verschillende soorten informatie kunnen worden overgebracht. Door mensen te laten vertellen over hun ziektebeleving en de reacties van de omgeving, kunnen sociale en emotionele aspecten aan bod komen. Ook is de video geschikt om toedieningsvormen van geneesmiddelen te demonstreren. Handelingen kunnen stap voor stap worden uitgevoerd, ondersteund door mondelinge voorlichting.
Cd-roms of dvd's zijn heel toegankelijk, ook voor mensen die niet goed kunnen lezen. Natuurlijk moet je wel vragen of de patiënt met deze middelen kan werken.

6.2 Internet

Het gebruik van internet is de afgelopen jaren enorm toegenomen en groeit nog steeds. Van de bijna dertien miljoen Nederlanders tussen 12 en 75 jaar oud, maakt ruim tien miljoen regelmatig gebruik van internet.

Internet is in feite niet meer dan een netwerk van miljoenen computers. Als je bent aangesloten op dit netwerk, heb je toegang tot een enorme hoeveelheid informatie in de vorm van geschreven tekst, afbeeldingen, videofragmenten en geluid. Met de komst van internet is meer informatie, sneller en makkelijker toegankelijk.

Internet biedt de volgende mogelijkheden:
- E-mailen: het versturen van elektronische post naar een andere computer.
- Surfen: het zoeken van informatie op het wereldwijde web (www).
- Nieuwsgroepen over specifieke onderwerpen bezoeken. Hierdoor is het mogelijk om, door het typen van berichtjes, informatie uit te wisselen. Op deze manier kan bijvoorbeeld elektronisch lotgenotencontact tot stand komen.
- Chatten: via de computer van gedachten wisselen met andere computergebruikers.
- Gebruikmaken van een mailinglist. Hier krijg je via je e-mail specifieke informatie opgestuurd, bijvoorbeeld van een patiëntenvereniging.

lotgenotencontact

WAT KUNNEN PATIËNTEN MET INTERNET?

Steeds meer patiënten hebben een grote informatiebehoefte. Soms hebben ze het gevoel onvoldoende informatie te krijgen van hun arts of apotheek. Ze gaan zelf of zoek naar meer informatie op internet. Andere patiënten hebben behoefte aan een second opinion en raadplegen hiervoor internet.

Patiënten kunnen e-mailen met lotgenoten of met een webapotheker of webdokter. Daarnaast kunnen patiënten informatie zoeken (surfen) op websites over gezondheid, ziekte en gezondheidszorg. Er bestaan websites die gemaakt zijn door zorgverleners, door de overheid, door patiëntenverenigingen of individuele patiënten, zorgverzekeraars of de farmaceutische industrie.

Naast het surfen op het wereldwijde web kunnen patiënten ook nieuwsgroepen bezoeken over specifieke problemen en van lotgenoten informatie krijgen over hun ziekte. Ook kunnen ze chatten met lotgenoten en zich aanmelden bij mailinglists. Deze mailinglists sturen e-mails met daarin de nieuwste ontwikkelingen over hun ziekte.

WAT KAN DE APOTHEEK MET INTERNET?

website — Steeds meer apotheken hebben een eigen website. Via die website kan een apotheek informatie geven over de gang van zaken in de apotheek, zoals de openingstijden en het dienstrooster. Er zijn ook apotheken die uitgebreide informatie over geneesmiddelen op hun website hebben, informatie over verschillende aandoeningen en adviezen voor zelfzorg.

Daarnaast is het bij sommige apotheken mogelijk om online farmaceutische zorg te krijgen. Hierbij kan het gaan om het aanvragen van herhaalreceptuur of het aanbieden van een nieuw recept per e-mail.

VOOR- EN NADELEN VAN INFORMATIEVERSTREKKING VIA INTERNET

Als je kijkt naar de grote behoefte aan informatie bij patiënten, dan biedt het toenemend internetgebruik voordelen. Patiënten kunnen op internet op elk moment van de dag op zoek gaan naar informatie. Ook geeft internet de mogelijkheid tot laagdrempelig lotgenotencontact. Informatie-uitwisseling tussen lotgenoten is heel waardevol. Daarnaast kan het zelf zoeken naar informatie de patiënt het gevoel geven dat hij zelf actief bezig is met het omgaan met zijn ziekte. Hij voelt zich niet helemaal afhankelijk van zijn behandelaars.

Naast de voordelen van het gebruik van internet, zijn er ook nadelen. De hoeveelheid informatie is bijna oneindig. Voor de patiënt kan het lastig zijn welke informatie voor hem relevant is. Bovendien is een deel van de informatie onbetrouwbaar of achterhaald. Verder is het voor patiënten soms lastig om de informatie van internet op de goede manier te interpreteren en kunnen zij hierdoor verkeerde conclusies trekken. Door de hoeveelheid informatie – soms ook tegenstrijdige informatie – kan de patiënt onnodig verward en ongerust raken. Een ander punt dat hier belangrijk is, is dat de patiënt soms geen onderscheid kan maken tussen onpartijdige informatie en reclame. Farmaceutische fabrikanten hebben belang bij de verkoop van hun producten en geven hierom soms eenzijdige informatie.

7 'De patiënt' bestaat niet

leerdoelen
Aan het eind van dit hoofdstuk kun je:
- verschillende patiëntgroepen beschrijven;
- specifieke voorlichtingsaspecten van verschillende patiëntgroepen aangeven.

Nisrin Yilmaz, zestien jaar, belt naar de apotheek met de vraag of het mogelijk is een kuur tegen schimmelinfectie te herhalen. In de computer zie je dat ze de laatste maand al tweemaal een recept heeft gehad voor een kuur tegen schimmelinfectie. Je bent verbaasd, meestal zijn die kuren afdoende en zie je de patiënt niet meer terug. Je wilt weten of Nisrin de kuur wel heeft afgemaakt en vraagt haar hoe lang ze de vaginaaltabletten heeft gebruikt. Je krijgt niet direct antwoord op je vraag. Na enig doorvragen blijkt dat Nisrin de medicatie helemaal niet heeft gebruikt. Je vraagt naar de reden. Uit haar antwoord blijkt dat zij, omdat ze maagd is, geen vaginaaltabletten mag inbrengen.

7.1 Inleiding

In voorgaande hoofdstukken hebben we het steeds gehad over 'de patiënt'. Wie is 'de patiënt'?
Naast de 'gemiddelde patiënt' kunnen we groepen patiënten onderscheiden die soms bijzondere aandacht nodig hebben. Daarover gaat dit hoofdstuk. Achtereenvolgens zullen we aandacht besteden aan de volgende patiëntgroepen:
- ouderen;

- chronisch zieken;
- allochtone patiënten;
- kinderen;
- zwangere vrouwen en vrouwen met een kinderwens;
- buitenlandse patiënten.

7.2 Ouderen

OM WIE GAAT HET?

Met ouderen bedoelen we mensen van 65 jaar of ouder. Het aantal ouderen neemt toe. Bovendien doen ouderen naar verhouding vaker een beroep op de gezondheidszorg. Daarom besteden we hier apart aandacht aan de kenmerken van goede voorlichting aan ouderen.

In de communicatie met en informatieoverdracht aan ouderen treden soms belemmeringen op. We zullen hierop ingaan en aangeven hoe je op deze belemmeringen kunt inspelen.

Ouderen hebben gemiddeld minder opleiding gehad dan jongeren. Dit heeft gevolgen voor het taalgebruik en de inhoud van de voorlichting.

GENEESMIDDELGEBRUIK BIJ OUDEREN

Ouderen hebben meer klachten en gebruiken meer geneesmiddelen. Bijna dertig procent van de ouderen van 75 jaar en ouder gebruikt meer dan vier geneesmiddelen. Dit wordt polyfarmacie genoemd. Dit kan problemen geven: in vijftien procent van de ziekenhuisopnamen bij ouderen is het gebruik van geneesmiddelen de reden van opname.

polyfarmacie

dubbelmedicatie

Vaak worden er door meerdere specialisten meerdere klachten tegelijk behandeld. De kans op dubbelmedicatie en interacties is dan groter. Doordat geneesmiddelen worden gecombineerd, is de kans op bijwerkingen ook groter. Omdat de lever- en nierfunctie bij ouderen terugloopt, wordt het geneesmiddel minder snel uit het lichaam verwijderd. De werking – en dus ook de bijwerking – houdt daardoor langer aan.

Ouderen gebruiken soms geneesmiddelen voor aandoeningen die

geen directe klachten geven, zoals hoge bloeddruk, staar of een hoog cholesterolgehalte in het bloed. Door het ontbreken van klachten zal de motivatie voor inname afnemen en worden ze therapieontrouw.

AANDACHTSPUNTEN BIJ DE VOORLICHTING

Soms beschikken ouderen niet over het vermogen of de vaardigheden om geneesmiddelen goed te gebruiken:
- Doordat hun gezichtsvermogen is verminderd, kunnen zij de kleine letters op het etiket, de bijsluiter of in de folder niet goed lezen.
- Bij slechthorendheid levert het begrijpen van mondelinge voorlichting problemen op, vooral wanneer er veel achtergrondruis is.
- Omdat het geheugen vaak ook minder is, onthouden zij de mondelinge informatie bovendien minder goed. Ze krijgen in dat geval onvoldoende informatie.
- Soms zijn er problemen met de fijne motoriek: het openen van geneesmiddelverpakkingen is dan een bezwaar. Dit geldt vooral bij kleine potjes, tabletten in doordrukstrips en bij zetpilverpakkingen.

Een ander obstakel is dat je ouderen dikwijls niet aan de balie ontmoet. Een deel van hen woont in verzorgingstehuizen. Hun geneesmiddelen worden veelal bezorgd. Sommige apotheken houden informatiespreekuren in een tehuis en brengen op die manier het contact met ouderen tot stand. Wanner de ouderen wel aan de balie verschijnen, valt het op dat ze minder makkelijk vragen stellen en dat terwijl ze meer medicijnen gebruiken.
Om deze reden is het goed om bij de voorlichting aan ouderen met de volgende punten rekening te houden:
Gemiddeld genomen is het opleidingsniveau van ouderen lager. Bij de 'oude' ouderen loopt de geheugenfunctie vaak terug. Gebruik daarom geen ingewikkelde taal en praat in korte zinnen zonder vaktermen. Soms is het zinvol de familie of de partner te betrekken bij het advies en de instructie. Hiervoor moet je dan wel van tevoren toestemming vragen aan de patiënt. Ook kan goed en duidelijk

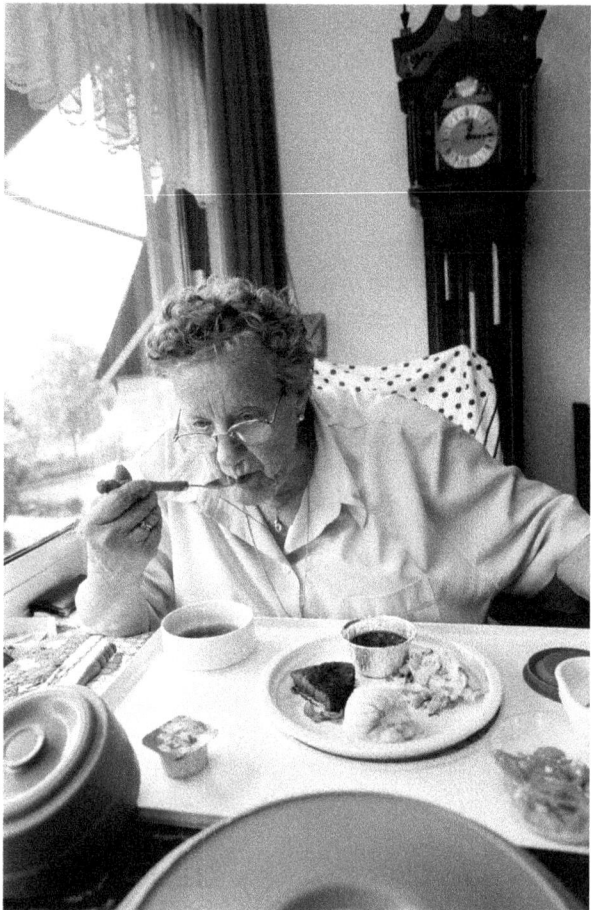

Figuur 7.1
Een verzorgingstehuis.

leesbaar geschreven voorlichtingsmateriaal helpen. Dit thuis doorlezen, kan het geheugen opfrissen.

Neem de tijd, bied een stoel aan, praat niet te snel en let er goed op of de patiënt je verstaat.

Informeer naar uitvoeringsproblemen: 'Lukt het de tabletten te halveren?', 'Kunt u zelf de oogdruppels toedienen?', 'Krijgt u de zetpillen uit de verpakking?' Wijs erop dat er diverse hulpmiddelen zijn die het gebruik makkelijker maken. Een geneesmiddelenpaspoort kan een handig hulpmiddel zijn als iemand verschillende geneesmiddelen tegelijk gebruikt.

Blijf motiveren voor het chronisch gebruik.

7.3 Chronisch zieken

'Meer ernaast dan erin...'
Meneer Kok is 78 jaar en woont zelfstandig. Hij gebruikt al zeker tien jaar oogdruppels tegen glaucoom. Het valt de apothekersassistente op dat hij de laatste tijd veel korter met zijn flesje oogdruppels doet dan voorheen. Dit kan verschillende oorzaken hebben: hij gebruikt te veel druppels per keer, hij druppelt te vaak per dag of het druppelen lukt niet meer zo goed als voorheen en er vallen druppels naast het oog.

OM WIE GAAT HET?

Met chronisch zieken bedoelen we mensen die langdurig aan een bepaalde aandoening lijden. Vaak gaat het om ziekten die niet meer overgaan: diabetes, hoge bloeddruk, reuma of een chronische aandoening aan de longen (COPD). In sommige gevallen is er wel – na een lange periode van ziekte –genezing mogelijk, bijvoorbeeld bij sommige vormen van kanker. De meeste chronisch zieken zitten in de groep van ouderen.

Bij veel chronische zieken is er in meer of mindere mate sprake van gevoelens van angst en onzekerheid. Hierbij komen de volgende vragen naar boven:

angst en onzekerheid

- Komen de klachten terug?
- Wordt de ziekte ernstiger?
- Zal de pijn verergeren?
- Hoe lang kan ik nog zelfstandig blijven?
- Hoe lang heb ik nog te leven?

Onder chronisch zieken zijn ook patiënten met een bijzondere of meer zeldzame aandoening, bijvoorbeeld cystische fibrose, de ziekte van Crohn of hiv/aids. Vaak hebben zij zelf veel kennis over hun ziekte. Het is goed om aandacht en respect te hebben voor de kennis en ervaringen van deze groep patiënten.

Bij de meer zeldzame aandoeningen zijn de medicijnen vaak niet op voorraad. Het gaat dan om bijzondere medicijnen die moeten worden besteld. Het komt geregeld voor dat de levertijden wat langer dan gebruikelijk zijn. Voor de patiënt kan dit veel ergernis opleveren. Je kunt hierover afspraken maken door de patiënten bijvoorbeeld te vragen hun bestelling telefonisch of elektronisch te doen in de week voordat hun geneesmiddelen op zijn. Je kunt dan afspreken dat je contact opneemt wanneer de bestelling is gearriveerd en een afspraak maken wanneer deze kan worden bezorgd.

AANDACHTSPUNTEN BIJ DE VOORLICHTING

Gevoelens van angst en onzekerheid kunnen het openstaan voor voorlichting belemmeren. Dit betekent dat er ruimte moet zijn om deze gevoelens te bespreken.

Een belangrijk knelpunt bij chronisch zieken is de motivatie: hoe zorg je ervoor dat patiënten gemotiveerd blijven adviezen op te volgen of handelingen op de juiste manier uit te voeren? Oftewel: hoe waarborg je een goede therapietrouw? Dit speelt vooral als het om een chronische aandoening gaat die niet of nauwelijks klachten geeft, zoals hoge bloeddruk of een verhoogd cholesterolgehalte.

De voorlichtingsstappen worden bij de constatering van een ziekte of aandoening doorgaans goed doorlopen. Op de langere termijn verandert daarin echter het een en ander. Met het verloop van een ziekte kunnen er nieuwe emoties ontstaan die het openstaan voor voorlichting belemmeren, bijvoorbeeld doordat het voortschrijden van de ziekte in het dagelijks leven belemmeringen oplevert.

Ook kan het openstaan worden belemmerd door het idee van patiënten dat zij alles al weten. Doordat zij langdurig ervaring hebben met hun ziekte en hun therapie, zijn zij zelf deskundigen geworden, maar kunnen soms verouderde inzichten hebben.

uit beeld

Een knelpunt in de voorlichting van sommige chronisch zieken is dat ze uit beeld verdwijnen. Herhaalrecepten worden vaak zonder direct contact verlengd en controlebezoeken worden soms door de patiënt genegeerd. Bekend is dat er naar verloop van tijd fouten kunnen optreden in het uitvoeren van de gebruiksinstructie of het toepassen van inhalatie. Bij chronische aandoeningen is het daarom zaak de patiënten actief te volgen.

Chronisch zieken worden vaak door meerdere zorgverleners behandeld: huisarts, praktijkondersteuner, thuiszorg en medisch specialist. Het is belangrijk dat zij de voorlichting op elkaar afstemmen, maar het is de vraag of dit altijd gebeurt. Wanneer er onvoldoende afstemming in de voorlichting is – bijvoorbeeld door het gebruik van verschillenden termen voor hetzelfde – is dat verwarrend voor de patiënt.

7.4 Allochtone patiënten

multiculturele samenleving

Zoals we eerder noemden, moet voorlichting helder en eenvoudig zijn en aangepast aan het begripsvermogen van de patiënt. Dit geldt zeker ook voor anderstaligen. Nederland is een multiculturele samenleving: begin 2005 woonden er 1,7 miljoen niet-westerse allochtonen in Nederland. Hiervan is ongeveer een vijfde (21%) afkomstig uit Turkije en ook ongeveer een vijfde (19%) afkomstig uit Marokko. De redenen om in Nederland te komen wonen, zijn divers: asielzoekers die bescherming zoeken tegen onderdrukking en geweld, Turken en Marokkanen die destijds zijn aangetrokken om onze economie te ondersteunen en illegalen die geen thuisland meer hebben. Achtergrondinformatie over deze patiënten en hun geneesmiddelgebruik maakt het makkelijker hun reacties beter te begrijpen en hierop beter te kunnen inspelen.

OM WIE GAAT HET?

Het merendeel van de allochtonen dat al langer in Nederland woont, is van Turkse of Marokkaanse afkomst. Onder de nieuwkomers bevinden zich veel vluchtelingen uit landen als Iran, Somalië en voormalig Joegoslavië.
Van Turken en Marokkanen is bekend dat hun geneesmiddelgebruik hoger is. Uit onderzoek blijkt dat Turkse en Marokkaanse patiënten vaker een recept krijgen bij een consult bij de huisarts dan Nederlandse patiënten.

AANDACHTSPUNTEN BIJ DE VOORLICHTING

Hoewel 'de allochtoon' niet bestaat, is er een aantal gemeenschappelijke kenmerken dat de voorlichting aan allochtonen bemoeilijkt: Veel allochtonen hebben andere gewoonten, normen en waarden.

Soms is ook de ziektebeleving anders. In veel landen van herkomst is er geen preventieve zorg. Adviezen die hierop betrekking hebben, zoals vitamine D voor kinderen, foliumzuur bij kinderwens, fluortabletten, griepvaccinatie – worden dan ook als vreemd ervaren. Dit kan gevolgen hebben voor de therapietrouw.

taalbarrière — Daarnaast is er de taalbarrière. Hierdoor verloopt de communicatie soms moeizaam. Soms is er wel sprake van een redelijke passieve beheersing van de Nederlandse taal en kunnen patiënten in grote lijnen jouw boodschap wel verstaan en begrijpen. Zelf vragen stellen, is lastiger. Hiervoor moet de patiënt een behoorlijke taalbeheersing hebben. De tweede en derde generatie allochtonen hebben een betere taalbeheersing dan de eerste generatie.

Voor vluchtelingen geldt dat ze soms een moderne vreemde taal beheersen (veelal Frans of Engels).

Geldt het voorgaande voor de mondelinge voorlichting, ook de leesvaardigheid kan problemen opleveren. Ongeveer een half miljoen allochtonen is functioneel analfabeet.

Voor de mondelinge voorlichting betekent dit dat je rekening moet houden met je taalgebruik. Gebruik eenvoudige woorden en korte zinnen. Met het stellen van vooral open vragen, kun je achterhalen in hoeverre de patiënt je verstaat en de boodschap heeft begrepen. Hou er rekening mee dat sommige patiënten uit beleefdheid een vraag standaard met 'ja' beantwoorden, ook wanneer het juiste antwoord eigenlijk 'nee' is.

Wanneer patiënten de Nederlandse taal niet beheersen, kan in sommige gevallen een tekening je verhaal ondersteunen, bijvoorbeeld door het gebruik van een zon en een maan om het gebruik 's morgens en 's avonds te illustreren.

communicatietips — Tien communicatietips voor apotheekmedewerkers in het omgaan met anderstaligen:

1 Gebruik zo weinig mogelijk vaktaal
Voor apotheekmedewerkers zijn veel begrippen heel gewoon geworden en dat zijn ze ook voor veel Nederlanders. Het zijn echter niet de eerste woorden die je in een vreemde taal leert. Denk bijvoorbeeld aan:
- kuur afmaken (alternatief: doorgaan tot het helemaal op is);
- schudden, oplossen, toedienen (alternatief: zie tip 3);
- driemaal daags (alternatief: 's morgens, 's middags, 's avonds).

2 Wees zo concreet en expliciet mogelijk
Vermijd bijvoorbeeld woorden als 'zo nodig', maar probeer duidelijk te zijn wanneer een geneesmiddel gebruikt dient te worden, bijvoorbeeld: 'bij koorts hoger dan 39 graden'.

3 Laat zo veel mogelijk zien wat je bedoelt
Doe dingen voor (bijvoorbeeld schudden) of laat zien hoeveel 5 milliliter is.

4 Benadruk belangrijke informatie
Dit kun je doen door deze woorden duidelijker uit te spreken. Bijvoorbeeld als je de dosis wilt benadrukken: 'TWEE tabletten per dag' (daarbij twee vingers opsteken). Het is daarbij ook nuttig om de belangrijkste informatie aan het eind te herhalen.

5 Blijf correct Nederlands spreken
Sommige mensen proberen de zinnen gemakkelijker te maken door bijvoorbeeld lidwoorden, verwijswoorden, vervoegingen en hulpwerkwoorden weg te laten: 'heel belangrijk! rode huid, stoppen!' Hoewel het goed bedoeld is, maakt deze strategie een zin soms dubbelzinnig en meestal niet makkelijker te begrijpen.

6 Deel informatie met pauzes op in kleine stukken
Op deze manier is de informatie voor de luisteraar makkelijker te verwerken. Bovendien geef je door pauzes te laten vallen de patiënt meer mogelijkheden om aan te kunnen geven dat hij het niet begrijpt.

7 Spreek niet te snel, te hard en te veel
Langzamer spreken verhoogt het begrip van de patiënt enorm, harder spreken niet. Wanneer je harder spreekt, kan dat zelfs opgevat worden als onbeleefdheid of woede, waardoor de patiënt niet snel een vraag zal stellen. Wanneer je merkt dat de patiënt weinig begrip van het Nederlands heeft, kun je overwegen informatie weg te laten. Het kan beter zijn dat de patiënt de belangrijkste informatie goed meekrijgt, dan dat je volledig bent geweest, maar de patiënt heeft er niets van begrepen. In sommige gevallen kan je uitwijken naar een andere taal zoals het Engels.

8 *Let goed op non-verbaal gedrag als gezichtsuitdrukking, houding, intonatie*
Iemands houding, gezichtsuitdrukking en toon kunnen al veel laten merken over hoe een boodschap is overgekomen. Bovendien kan het voor patiënten uit andere culturen moeilijk zijn om rechtstreeks te zeggen dat ze het niet begrijpen. Dat wordt soms gezien als gezichtsverlies of als onbeleefdheid ten opzichte van jou.

9 *Controleer*
Wanneer een patiënt ja zegt en/of knikt, hoeft dat niet altijd te zeggen dat hij het begrijpt. Dit gedrag kan ook duiden op aandacht of beleefdheid. Het is om dezelfde reden niet effectief als je controleert of de boodschap begrepen is met een vragend 'ja?'. Stel liever vragen om het begrip te controleren of geef zelf nog een samenvatting.

10 *Spreek de patiënt altijd aan met u*
Anderstaligen zijn geen kleine kinderen; ze verdienen respect, net als alle andere patiënten.

In geval van twijfel kun je de tolkentelefoon inschakelen. Deze is 24 uur per dag bereikbaar. Met een tolkentelefoon moet je leren werken: je moet duidelijk aangeven welk probleem je wilt bespreken. Ook als je twijfelt of de patiënt kan lezen, is het zinvol om een folder of bijsluiter mee te geven. In de omgeving van de patiënt is er meestal wel iemand die de tekst kan vertalen. Wanneer er in de praktijk of apotheek veel patiënten zijn uit een bepaald taalgebied, is het zinvol om te onderzoeken welke folders en bijsluiters er in deze taal verkrijgbaar zijn.

RAMADAN

Ramadan

Moslims kennen de Ramadan. Dit is een periode van vier weken waarbij tussen zonsopgang en zonsondergang niets gegeten of gedronken mag worden. Niet iedereen hoeft de regels van het vasten te volgen, er zijn uitzonderingen.
De Koran geeft duidelijk aan wanneer iemand vrijstelling kan krijgen van het vasten en medicijnen kan gebruiken. Hierbij wordt onderscheid gemaakt tussen tijdelijke en definitieve vrijstelling. Het vasten geldt niet voor kinderen jonger dan twaalf jaar. (Chro-

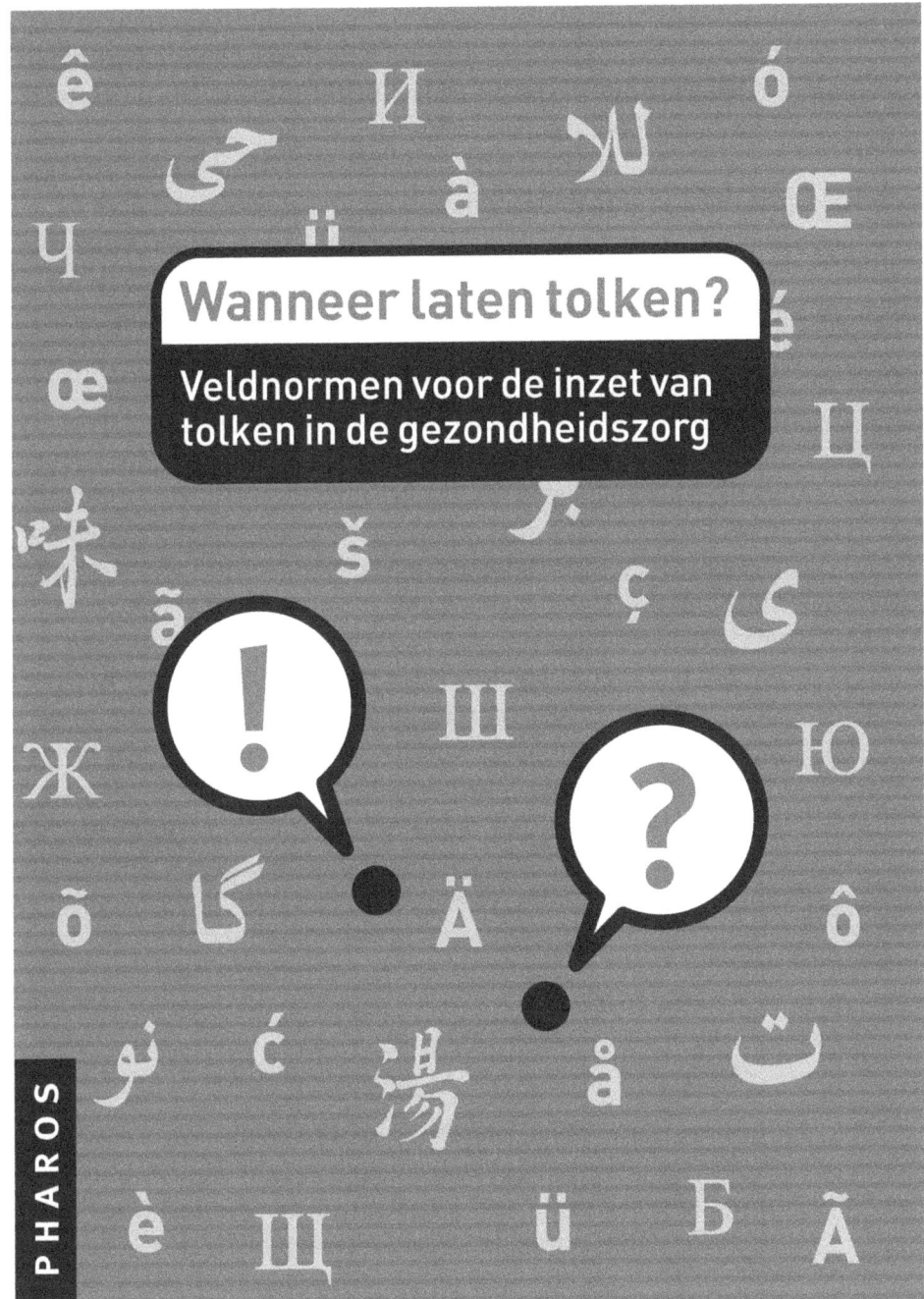

Figuur 7.2
Folder Tolkentelefoon. (Bron: www.pharos.nl.)

nisch) zieken, zwangere vrouwen, kraamvrouwen en vrouwen die menstrueren, mogen het vasten onderbreken en op een later tijdstip inhalen. Alle dagen dat zij niet kunnen vasten, halen zij later in (tijdelijke vrijstelling). Voor chronisch zieken geldt dat zij elke dag die ze niet kunnen vasten, kunnen compenseren door het voeden van een arme (definitieve vrijstelling). Het is goed om tijdens de Ramadan aan de patiënt te vragen of hij meedoet aan de Ramadan. Ondanks de heldere vrijstellingsmogelijkheid die de Koran biedt, doen patiënten – uit religieuze en sociale motieven – toch graag mee met de Ramadan. Een gevolg is dat ze vaak naar eigen inzicht het medicijngebruik aanpassen. Dit geeft soms gezondheidsrisico's. Voorbeelden hiervan zijn onnodige bijwerkingen als gevolg van een te hoge dosering in één keer of herhaalde infecties als gevolg van het innemen van een gehalveerde hoeveelheid antibiotica per dag.

Niet iedereen is op de hoogte van de uitzonderingen van de Ramadan. Soms ook vindt iemand dat de uitzondering niet van toepassing is omdat hij niet echt ziek is, bijvoorbeeld iemand met een chronische aandoening zoals hoge bloeddruk of diabetes. Het gevolg is dat men toch de voorschriften van de Ramadan volgt en geneesmiddelen die overdag moeten worden ingenomen, niet inneemt of het doseringstijdstip verschuift naar de avond. Beide situaties kunnen problemen opleveren. Soms is het mogelijk om de medicatie te veranderen in een toepassing die eenmaal per dag kan worden ingenomen. Een voorbeeld hiervan is het omzetten van nitrofurantoïne (4 maal per dag) in trimethoprim (1 maal per dag).

7.5 Kinderen

Kinderen, vooral kleine kinderen, zijn regelmatig ziek. Meestal gaat het om niet-ernstige aandoeningen zoals verkoudheid, huidaandoeningen of kleine wondjes. Kleuters zijn gemiddeld vijf- tot achtmaal per jaar verkouden. Vaak is de ongerustheid voor de ouders een aanleiding om de huisarts te bellen of advies te vragen bij de apotheek. In veel gevallen zul je als apothekersassistente oor-

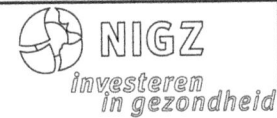

Ramadan 2006

Informatie voor hulpverleners over de ramadan

Van 24 september tot 24 oktober 2006* zal voor moslims in Nederland de vastenmaand ramadan plaatsvinden. De ramadan is voor moslims een periode van bezinning. Veel volwassen moslims zien het als hun plicht om gedurende deze maand te vasten van de eerste dageraad tot zonsondergang. Ze onthouden zich dan van eten, drinken en geslachtsverkeer. De ramadan eindigt met het Suikerfeest (Turks) of het Eid-al-Fitr (Marokkaans). De dag van het verbreken van het vasten is een van de belangrijkste islamitische feestdagen.

Medisch advies tijdens de ramadan

Vasten is niet in elk geval wenselijk. Bijvoorbeeld als iemand ziek is. De regels en gebruiken tijdens de ramadan kunnen het genezingsproces van een moslimpatiënt vertragen of stilleggen. Soms wordt de gezondheid van de patiënt er zelfs door in gevaar gebracht. Dit kan bijvoorbeeld gebeuren als een patiënt overdag niet meer de voorgeschreven medicijnen inneemt, een injectie weigert, zich niet houdt aan de voorschriften van een onderzoek of een dieet niet meer opvolgt. Ook tandheelkundige behandelingen en de verzorging van het gebit kunnen tijdens de ramadan in het geding komen.
Als hulpverlener kunt u samen met de patiënt een afweging maken tussen uw medische verantwoordelijkheid en de religieuze plicht die de patiënt voelt. Als er sprake is van een medische noodzaak, is het belangrijk de patiënt te adviseren om op een andere wijze aan zijn of haar religieuze verplichtingen te voldoen.

Uw advies in de taal van de patiënt

Op pagina 2 staat in het Nederlands een aantal mogelijkheden om uw advies te ondersteunen. Omdat dit advies voor moslimpatiënten soms moeilijk te aanvaarden is, staan er enkele koranteksten in die de uitzondering op de vastenplicht beschrijven. Op pagina 3 staat dezelfde tekst in het Turks, op pagina 4 in het Arabisch, op pagina 5 in het Somalisch en op pagina 6 in het Farsi. U kunt de teksten uitprinten en kopiëren voor uw patiënt, nadat u uw adviezen hebt aangekruist.

Als u liever een folder wilt bestellen, kan dat ook via klantenservice@nigz.nl of
NIGZ, Postbus 500, 3440 AM Woerden, telefoon (0348) 43 76 00.
- de folder Turks, Arabisch, Farsi en Somalisch, bestelcode ZO97312. Prijs per 10 exemplaren: € 4,50

Meer informatie

Meer informatie over ramadan en gezondheid en mogelijke oplossingen, bijvoorbeeld om de medicatie aan te passen aan de vastenperiode, vindt u in het boekje 'Gesprekken zonder grenzen - communiceren met patiënten van Turkse, Marokkaanse, Surinaamse en Antilliaanse afkomst'. De tweede, herziene editie is eind oktober 2003 verkrijgbaar bij het NIGZ.
Zie ook de website www.nigz.nl.

* De data zijn afhankelijk van de maanstand en kunnen een dag verschillen.

Figuur 7.3
Ramadanfolder (NIGZ).

delen dat een zelfzorgadvies op zijn plaats is. Hierbij kan je gebruikmaken van een standaard voor zelfzorg.

autonomie Een ander aandachtspunt bij kinderen is hun autonomie. Volgens de wet Beroepen in de Individuele Gezondheidszorg (BIG) kunnen kinderen vanaf twaalf jaar autonoom handelen. Dit betekent bijvoorbeeld dat zij zelf kunnen beslissen of zij bijvoorbeeld de anticonceptiepil of de morning-afterpil willen gebruiken.

AANDACHTSPUNTEN BIJ DE VOORLICHTING

Meestal komen kinderen met een van de ouders bij de apotheek. De neiging is groot om de voorlichting dan ook te richten op de ouder, zonder daarbij het kind zelf te betrekken. Indien zijn leeftijd het mogelijk maakt, is het beter het kind rechtstreeks bij de voorlichting te betrekken.

In de voorlichting aan kinderen kan een aantal zaken aan de orde komen:
- *Uitleg over de ziekte of aandoening.* Binnen bepaalde grenzen heeft een kind recht op informatie over wat hij mankeert. Goede informatie is er ook op gericht angst bij het kind te verminderen: angst voor de dokter/tandarts en angst voor een behandeling.
- *Wijze van toedienen.* Bij de dokter of in de apotheek is het soms mogelijk samen met het kind te kijken hoe een geneesmiddel moet worden toegediend: samen het maatbekertje afmeten of de eerste inhalatie laten uitvoeren (voorafgegaan door een instructie). Op die manier wordt het kind actief bij de toediening betrokken.
- *Smaak van het geneesmiddel.* De smaak is bij kinderen een sterk ontwikkeld zintuig. Een vieze smaak kan een reden zijn om te weigeren iets in te nemen. Wanneer je tips geeft om de smaak van het middel te verdoezelen (scheut limonade op een lepel of verstoppen in een stukje banaan), werk je mee aan de therapietrouw.

EERSTE HULP BIJ EEN ONGEVAL MET GIF

Bel altijd eerst de huisarts: ⌀

Gaat u naar het ziekenhuis of de huisarts neem dan een restant van het giftige product, de verpakking en eventueel wat braaksel mee.

Algemene adviezen voor eerste hulp
- Laat uw kind nooit braken als u **niet** weet wat het heeft ingeslikt.
- Is het kind bewusteloos of kan het niet zelfstandig drinken? Laat het dan **niet** drinken en **niet** braken.
- Heeft uw kind het giftige middel meer dan een uur geleden ingeslikt? Laat het dan **niet** meer braken.
- Is er gif in de ogen of op de huid gekomen? Spoel dan voorzichtig met lauw water uit de kraan: de ogen minimaal 15 minuten en de huid minimaal 30 minuten.

Hoe kunt u iemand laten braken?
Beweeg de steel van een lepel of een vinger achter op de tong heen en weer.

Haal Norit® en natriumsulfaat in huis en gebruik het zo:
- Benodigde hoeveelheden: 1 gram Norit® (poeder) en 0,5 gram natriumsulfaat (laxeermiddel) per kilogram lichaamsgewicht van het kind. Dit lijkt erg veel maar het is echt nodig. Teveel Norit® kan geen kwaad.
- Gebruik: los Norit® en natriumsulfaat op in water of limonade zonder prik. Of roer het voor hele kleine kinderen door vla of yoghurt.
- Voorbeeld: een kind, dat 10 kilo weegt, moet 10 gram Norit® en 5 gram natriumsulfaat krijgen.

Norit®(poeder) en natriumsulfaat zijn verkrijgbaar bij apotheek en drogist.

SCHOONMAAKMIDDELEN EN ZEEPPRODUCTEN

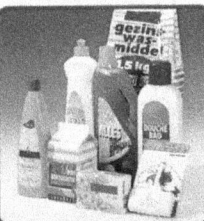

Schuimend
Bijvoorbeeld:
allesreiniger
afwasmiddel
wasverzachter
waspoeder
toiletblokje
zeep
shampoo

ADVIES
1. laat **niet** braken
2. geef een klontje boter of een eetlepel slagroom of koffiemelk

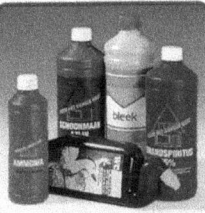

Niet-schuimend
Bijvoorbeeld:
bleekwater
toiletreiniger
ammonia
schoonmaakazijn
spiritus

ADVIES
1. laat **niet** braken
2. laat een glas water drinken

المساعدة الأولية عند وقوع حادثة بسبب السم

دائما يجب أولا الاتصال بطبيب الأسرة:

عندما تذهب إلى المستشفى أو إلى طبيب الأسرة احمل معك ما تبقى من المادة السامة والعلبة التي تباع فيها وشيء من القيء في حالة ما إذا كان الطفل قد تقيأ.

الإرشادات العامة للمساعدة الأولية:

- لا تترك أبدا طفلك يتقيأ إذا لم تعرف ما الذي بلعه.
- إذا فقد الطفل وعيه أو لم يعد قادرا بنفسه على الشرب, فلا تتركه يشرب ولا يتقيأ.
- إذا بلع طفلك المادة السامة منذ أكثر من ساعة, فلا تتركه يتقيأ.
- إذا أصاب السم العين أو الجلد: يجب غسل بهدوء المكان المصاب, وذلك بماء دافئ من الصنبور . أغسل العين لمدة 15 دقيقة على الأقل والجلد لمدة 30 دقيقة على الأقل.

كيف يمكن ان تجعل شخصا يتقيأ؟
حرك مقبض الملعقة او إصبعك على آخر اللسان وذلك من جهة إلى جهة أخرى.

يجب شراء المواد نورت® وكبرتاد الصوديوم واستعملهما على النحو التالي:

- الكميات الضرورية: 1 غرام نورت® (مسحوق) ونصف غرام كبرتاد الصوديوم (مادة مسهلة) لكل كيلوغرام من وزن الطفل. وقد تبدو كمية كبيرة, غير انها ضرورية فعلا. الكمية المفرطة من المادة نورت® ليست مضرة بالطفل.
- الاستعمال: يجب تذويب المادة نورت® والمادة كبرتاد الصوديوم في الماء او في الليمونادة دون الغاز، او للأطفال الصغار يمكن خلطها مع العصيدة (فلا) او اليوغورت.
- مثلا: طفل وزنه 10 كيلو, يحتاج إلى 10 غرام من المادة نورت® و5 غرام من المادة كبرتاد الصوديوم.

يمكنك الحصول على المواد نورت® (مسحوق) وكبرتاد الصوديوم لدى الصيدلية او العطار.

وسائل التنظيف ومنتجات الصابون

النصيحة

1. لا تتركه يتقيأ
2. أعطيه قطعة صغيرة من الزبدة أو معلقة من القشدة او حليب القهوة

وسائل التنظيف ذات رغوة

مثلا: منظف كل شيء
صابون غسل الأواني
مُرطب الغسيل
مسحوق الغسيل
صابونات تعلق في المرحاض
الصابون
الشمبوان

النصيحة

1. لا تتركه يتقيأ
2. شرّبه كأسا من الماء

وسائل التنظيف التي ليست لها رغوة

مثلا:
المبيّض
المادة التي ينظف بها المرحاض
الأمونيا
خل التنظيف
كحول ممثيل

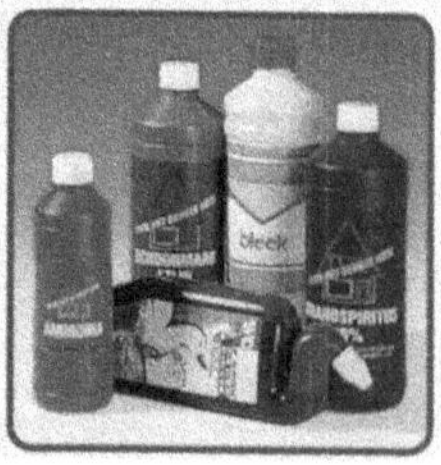

Figuur 7.4
Interculturele gifkaart (NIGZ).

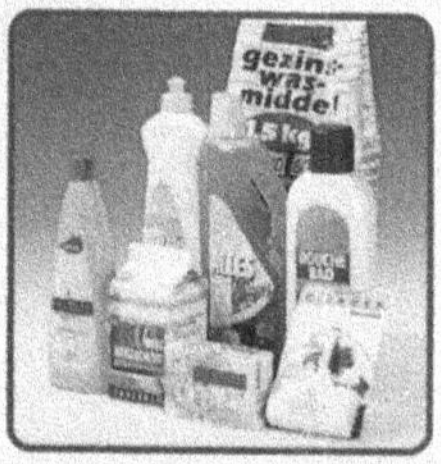

7.6 Zwangere vrouwen en vrouwen met een kinderwens

leefstijl

Zwangere vrouwen en vrouwen die graag zwanger willen worden, hebben bijzondere aandacht nodig wanneer het gaat om leefstijl, preventieve medicatie, geneesmiddelgebruik en voorlichting.

ZWANGERE VROUWEN

Wanneer je weet dat een vrouw zwanger is, is het zinvol dit te noteren in het elektronisch patiëntendossier. Bij de medicatiebewaking wordt hiermee dan rekening gehouden en krijg je relevante signalen.

AANDACHTSPUNTEN BIJ DE VOORLICHTING

Bij de voorlichting aan zwangere vrouwen gaat het erom dat je een goed antwoord hebt op de vragen over leefstijl, zwangerschapsongemakken en zelfzorg. Voor een goed afgewogen advies over zelfzorg kan je de standaarden voor zelfzorg raadplegen. Hierin wordt bij de voorkeursmedicatie aangegeven of deze kan worden gebruikt bij zwangerschap of borstvoeding. Ook zijn er naslagwerken over geneesmiddelen en zwangerschap of borstvoeding. Wanneer vrouwen met een recept van de dokter komen, controleer je of deze geneesmiddelen veilig gebruikt kunnen worden tijdens de zwangerschap. Wanneer vrouwen onzeker zijn over de veiligheid van het voorgeschreven geneesmiddel, kunnen ze hierover vragen stellen. Soms zal het antwoord, gebaseerd op feiten uit naslagwerken, hen niet overtuigen. De vraag die ze dan stellen is: 'Wat zou u zelf doen, het geneesmiddel gebruiken?' Het is dan beter je advies te baseren op de feitelijke informatie in plaats van op je eigen ervaring.

VROUWEN MET EEN KINDERWENS

Veel problemen tijdens de zwangerschap, na de geboorte en soms ook later in het leven van een kind, zijn ontstaan in de eerste aanleg van het embryo en de placenta. Het gaat om baby's die onvoldoende groeien, die te vroeg worden geboren of zelfs sterven tijdens de geboorte of kort erna. Voordat een vrouw weet dat ze zwanger is, is de ontwikkeling van de belangrijke organen van de foetus en van de placenta al gestart. Voor vrouwen met een kinderwens is het verstandig om al vóór de zwangerschap te beginnen met een gezonde levensstijl en een matig gebruik van geneesmiddelen. De meeste vrouwen gaan wel gezonder leven als ze zwanger zijn, maar eigenlijk moet dat al eerder, liefst al op het moment dat ze stoppen met anticonceptie.

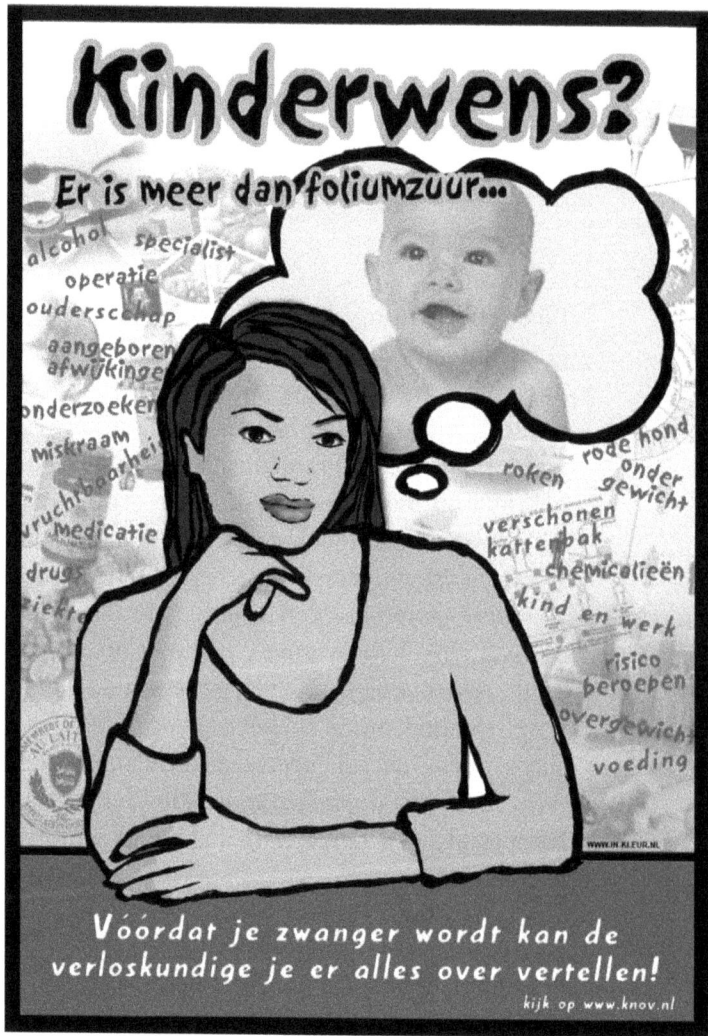

Figuur 7.5
Kinderwens (Koninklijke Nederlandse Organisatie van Verloskundigen, KNOV).

AANDACHTSPUNTEN BIJ DE VOORLICHTING

In een onderzoek naar medicijngebruik van vrouwen in de vruchtbare leeftijd, bleek dat minstens de helft van de vrouwen medicijnen gebruikten die in meer of mindere mate schadelijk zijn in de zwangerschap. Ook is er gekeken naar het medicijngebruik van zwangere vrouwen. In deze groep gebruikte nog tien procent dergelijke medicijnen.

Ook zelfzorgmiddelen en homeopathische middelen kunnen schadelijk zijn. Vrouwen die chronisch geneesmiddelen gebruiken, doen er goed aan hun medicatie te bespreken voordat ze zwanger worden. Soms is het noodzakelijk de medicatie aan te passen of tijdelijk te stoppen.

foliumzuur Het is bekend dat foliumzuur helpt defecten aan het centrale zenuwstelsel van de baby, zoals een open ruggetje, te voorkómen. Een vrouw die zwanger wil worden moet hier minimaal vier weken vóór de zwangerschap mee te beginnen, dus eigenlijk op het moment dat ze stopt met anticonceptie. Als een vrouw in de juiste periode foliumzuur gebruikt, wordt de kans op een kind met een open ruggetje verlaagd met maar liefst vijftig tot zeventig procent. Schadelijke stoffen op het werk kunnen ook in een vroeg stadium schade brengen aan de foetus. Dit geldt ook voor arbeidsomstandigheden als onregelmatig werk en werk waarbij straling vrijkomt.

Wat kun je als apothekersassistent doen om vrouwen met een kinderwens zo goed mogelijk te informeren? Het is lastig om een zwangerschapswens bespreekbaar te maken. Wat je kunt doen is vrouwen die komen voor een ovulatietets of een zwangerschapstest, wijzen op het belang van deze informatie. Je kunt ze ook wijzen of folders of de website www.zwangerwijzer.nl. Daarnaast is het zinvol om in de apotheek met enige regelmaat aandacht te besteden aan het gebruik van foliumzuur, bijvoorbeeld met affiches. Wanneer vrouwen concrete vragen hebben over hun geneesmiddelgebruik in relatie tot een kinderwens is dit een zaak voor de apotheker.

FOLIUMZUUR VERHOOGT DE KANS OP EEN GEZONDE BABY

Foliumzuur is een vitamine dat al in het prilste begin van de zwangerschap bijdraagt aan de ontwikkeling van het zenuwstelsel.

In de eerste vier weken van de zwangerschap ontwikkelt zich de neurale buis. Hieruit ontstaan later de hersenen en het ruggenmerg. Meestal gaat dit goed, maar in 1 op de 700 gevallen ontstaat een aangeboren afwijking die neuraalbuisdefect wordt genoemd. Dit kan leiden tot een open ruggetje of open schedeltje. Onderzoek heeft aangetoond dat door het gebruik van foliumzuur voor de conceptie (=bevruchting) en tijdens de zwangerschap de kans op een neuraalbuisdefect met meer dan 50 procent afneemt.

Foliumzuur komt voor in voeding en heeft geen schadelijke effecten voor moeder en kind. Normaal gesproken krijgt iedereen die gevarieerd eet er voldoende van binnen. Maar aan het begin van de zwangerschap heeft het lichaam extra foliumzuur nodig. Eén tablet met 0,5 mg foliumzuur per dag is voldoende.

Omdat de eerste dag na de bevruchting moeilijk of niet te bepalen is, wordt geadviseerd te beginnen met foliumzuurtabletten zodra u zwanger wilt worden. Blijf de tabletten gebruiken, ook als het maanden, een jaar of nog langer duurt voor u werkelijk zwanger bent. Na acht weken zwangerschap is het niet meer nodig foliumzuur te gebruiken.

Overleg vóór u foliumzuur gaat gebruiken met uw huisarts als u al eerder een baby met een neuraalbuisdefect heeft gekregen, of wanneer dit bij u in de familie voorkomt. Waarschijnlijk heeft u dan een hogere dosering foliumzuur nodig.

Figuur 7.6
Foliumzuur bij zwangerschap (Erfocentrum).

7.7 Patiënten van buitenlandse afkomst

Er is nog een groep patiënten waarbij je met voorlichting en advies apart rekening moet houden: vakantiegangers en studenten van buitenlandse afkomst. Vaak zijn het mensen uit een Westerse cultuur. De belangrijkste barrière bij het geven van voorlichting is de taalbarrière. Als ze geen Nederlands spreken, kun je ze vaak wel bereiken in bijvoorbeeld het Engels, Duits of Frans. Het is ook mogelijk om via internet anderstalige bijsluiters te downloaden en andere informatie te vinden.

Tabel 7.1 Informatie in andere talen.

Buitenlandse bijsluiters	Websites
Deens: Netdoktor	http://www.netdoktor.dk/
Engels: Netdoctor	http://netdoctor.co.uk/ en http://medlineplus.gov/
Duits: Netdoktor	http://www.netdoktor.de/ en http://www.fachinfo.de/
Spaans: NetDoctor	http://www.netdoctor.es/
Zweeds: Netdoktor	http://www.netdoktor.se/
Turks: DoktorNet	http://www.doktornet.info/

7.8 Samenvatting

maatwerk — Voorlichting is maatwerk. De ene patiënt is de andere niet. Elke patiëntengroep, maar ook elke individuele patiënt, vraagt een eigen benadering. Om de verschillende patiëntengroepen zo goed mogelijk voor te lichten, is het zinvol eens na te gaan welke groepen in de beroepspraktijk goed vertegenwoordigd zijn. Op die manier kun je de voorlichting op maat aanbieden. Bijvoorbeeld door vertaalde bijsluiters in bepaalde talen te bestellen of voor de voorlichting aan chronisch zieken contact te leggen met thuiszorgorganisaties.

In dit hoofdstuk hebben we verschillende patiëntengroepen belicht: ouderen, chronisch zieken, allochtonen, kinderen, zwangere vrouwen en vrouwen met een kinderwens en buitenlandse patiënten. Voor elke groep zijn er andere aandachtspunten in de voorlichting:
– Ouderen. Bij ouderen kan de ouderdom specifieke problemen opleveren. Daarnaast is het goed er rekening mee te houden dat ouderen vaak een relatief lagere opleiding hebben gehad. Soms

kunnen ze slechter horen of lezen, ook dat is een punt van aandacht.
- Chronisch zieken. Een probleem met chronisch zieken is dat er soms maar weinig contact is. Medicijnvoorschriften worden dan langzaam vergeten. Bij aandoeningen met relatief weinig directe klachten, is de noodzaak van therapie soms moeilijk uit te leggen.
- Allochtonen. Taalproblemen, zowel mondeling als schriftelijk, vragen om aandacht. Daarnaast moet je rekening houden met religieuze en cultuurverschillen. Geneesmiddelgebruik tijdens de Ramadan is een belangrijk aandachtspunt.
- Kinderen. Betrek naast de ouders ook altijd het kind zelf bij je voorlichting. Dit geeft een extra motivatie om de voorschriften goed op te volgen. Probeer mee te denken om problemen – zoals vies smakende medicijnen – op te lossen.
- Zwangere vrouwen of vrouwen met een kinderwens vormen een aparte groep in de patiëntenpopulatie. Voor vrouwen met een kinderwens is het verstandig om al vóór de zwangerschap te beginnen met een gezonde levensstijl en een matig gebruik van geneesmiddelen. Wanneer je weet dat een vrouw zwanger is, is het zinvol om dit te noteren in het elektronisch patiëntendossier. Bij de medicatiebewaking wordt hiermee dan rekening gehouden en geeft de computer relevante signalen.
- Buitenlandse patiënten. De taalbarrière is het grootste probleem bij het geven van voorlichting. Veel buitenlandse patiënten spreken wel Engels, Duits of Frans.

Websites
www.gifwijzer.nl
www.veiligheid.nl
www.rivm.nl/vergiftigingeninformatie/vergiftigingen/
www.erfocentrum.nl
www.zwangerwijzer.nl
www.rivm.nl/preventie/zwangerschap
www.cbg-meb.nl/
www.wewi.fmns.rug.nl/brochurezzb.htm
www.ramadan.nl
www.anticonceptieallochtonen.nl
www.pharos.nl

Woordenlijst

contra-indicaties	aan de patiënt gebonden redenen waarom een bepaald geneesmiddel niet gebruikt mag worden, bijvoorbeeld zwangerschap of een allergie
concordance	advies en begeleiding van de patiënt in de keuze en het gebruik van een geneesmiddel
COPD	*chronic obstructive pulmonary disease: chronische ziekte met benauwdheidsklachten*
farmaceutische patiëntenzorg	de begeleiding van de patiënt met als doel een juist geneesmiddelgebruik
functioneel analfabeet	mensen die niet kunnen lezen of heel veel moeite hebben met lezen en schrijven; voor hen is het heel moeilijk om informatie uit een geschreven tekst te halen
interacties	onbedoelde wisselwerking tussen twee of meer geneesmiddelen
mondigheid	de mate waarin mensen willen meebeslissen en verantwoordelijkheid willen dragen voor hun gezondheid
polyfarmacie	het gebruik van meerdere geneesmiddelen tegelijk
ramadan	vastenperiode van vier weken voor moslims; in deze periode is eten en drinken niet toegestaan tussen zonsopgang en zonsondergang
therapietrouw	het op de juiste wijze opvolgen van adviezen of uitvoeren van instructies
WGBO	wet op de geneeskundige behandelingsovereenkomst; hierin zijn de rechten en plichten van patiënten en zorgverleners vastgelegd
zelfzorg	het zelf behandelen van een aandoening, zonder tussenkomst van een arts

Register

adviesgesprek 40
allochtonen 69
analfabetisme 48
autonomie 76
chronisch zieken 67
communicatie 24
   –, non-verbaal 26
   –, verbaal 26
concordance 18
contra-indicatie 50
drug-holiday 19
eerste uitgifte 37
foliumzuur 81
gebruiksinstructie 32
geneesmiddelenwet 41
gesloten vraag 29
informatie
   –, begrijpen van 12
informatiebehoefte 61
interactiefolder 51
internet 60
kinderen 74
klachtafhandeling 43
lichaamstaal 26
lotgenotencontact 62
maatwerk 83
motiveren 13
ondersteuning
   –, praktische en emotionele 15
open vraag 29
ouderen 64
patiëntenzorg
   –, farmaceutische 17

polyfarmacie 64
slechtnieuwsgesprek 42
Stichting Uitgifte Informatie, SUI 58
taalbarrière 70, 83
therapieontrouw 18
   –, gevolgen van 20
therapietrouw 11
tweede uitgifte 39
Uitgifte Informatie Bestand, UIB 58
uitvoeringsproblemen 35
vasten 72
voorlichting
   –, doelgroep 54
   –, doelstelling 54
   –, eenrichtingsverkeer 48
   –, effect van 11
   –, mondelinge 30
   –, schriftelijke 31
voorlichtingsstap 11
voorlichtingsstappen bij mondelinge voorlichting 33
voorlichtingsstappen bij schriftelijke voorlichting 55
website 62
wet op de Geneeskundige Behandelingsovereenkomst, WGBO 10
WHAM-vragen 40
zelfzorg 40, 79
Zelfzorgstandaard 40
zorgboek 51
zwanger 79

GPSR Compliance

The European Union's (EU) General Product Safety Regulation (GPSR) is a set of rules that requires consumer products to be safe and our obligations to ensure this.

If you have any concerns about our products, you can contact us on

ProductSafety@springernature.com

In case Publisher is established outside the EU, the EU authorized representative is:

Springer Nature Customer Service Center GmbH
Europaplatz 3
69115 Heidelberg, Germany

www.ingramcontent.com/pod-product-compliance
Ingram Content Group UK Ltd.
Pitfield, Milton Keynes, MK11 3LW, UK
UKHW051118200426
11947UKWH00043B/851